国家自然科学基金项目"烟酰胺N-甲基转移酶（NNMT）基因多态性与心脑血管病关系的代谢组学研究（NSFC21365013）"资助

烟酰胺N-甲基转移酶（NNMT）基因多态性与心脑血管病关系的代谢组学研究

李江华 著

U0343267

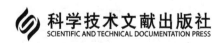

科学技术文献出版社
SCIENTIFIC AND TECHNICAL DOCUMENTATION PRESS

·北京·

图书在版编目（CIP）数据

烟酰胺N-甲基转移酶（NNMT）基因多态性与心脑血管病关系的代谢组学研究 / 李江华著. —北京：科学技术文献出版社，2017.8（2018.7重印）
ISBN 978-7-5189-3239-9

Ⅰ.①烟… Ⅱ.①李… Ⅲ.①心脏血管疾病—代谢—研究②脑血管疾病—代谢—研究 Ⅳ.① R54 ② R743

中国版本图书馆 CIP 数据核字（2017）第 203294 号

烟酰胺N-甲基转移酶（NNMT）基因多态性与心脑血管病关系的代谢组学研究

策划编辑：周国臻　　　责任编辑：王瑞瑞　　　责任校对：文　浩　　　责任出版：张志平

出　版　者	科学技术文献出版社	
地　　　址	北京市复兴路15号　　邮编 100038	
编　务　部	(010) 58882938，58882087（传真）	
发　行　部	(010) 58882868，58882874（传真）	
邮　购　部	(010) 58882873	
官 方 网 址	www.stdp.com.cn	
发　行　者	科学技术文献出版社发行　全国各地新华书店经销	
印　刷　者	北京虎彩文化传播有限公司	
版　　　次	2017 年 8 月第 1 版　2018 年 7 月第 2 次印刷	
开　　　本	710×1000　1/16	
字　　　数	203千	
印　　　张	12.75	
书　　　号	ISBN 978-7-5189-3239-9	
定　　　价	68.00元	

前　　言

　　烟酰胺 *N*–甲基转移酶 （Nicotinamide *N*-methyltransferase，NNMT） 基因位于人类第 11 号染色体 （11q23），由 3 个外显子和 2 个内含子构成。虽然对以色列、欧洲、日本等不同种族人群的研究已经证实，NNMT 的 DNA 结构上存在多个由单个核苷酸的变异引起的多态 （Single Nucleotide Polymorphism，SNP） 位点，并且某些 SNP 位点与心脑血管病明显相关，但是由于 SNP 位点及其等位基因频率分布存在明显的种族和地域差异，我国各地、各族人群 NNMT 基因多态性与心脑血管病关系还需要进行独立的研究。同时，尽管目前的研究已经证实了 NNMT 基因 SNP 与心脑血管病具有明显的相关性，但是这些 SNP 的功能及其在心脑血管病形成中的作用目前还不清楚。近年来，心脑血管病发病率在我国呈直线上升趋势，然而国人对 NNMT 基因多态性与此的关系的研究目前却还未见报道。本研究旨在揭示中国汉族人群 NNMT 基因多态性与心脑血管病的关系，并利用代谢组学方法，进一步阐明 NNMT 基因 SNP 的生理调控作用及其在心脑血管病形成中所扮演的角色，为相关疾病的预测和防治提供新的理论与靶点。

　　NNMT 基因在心脑血管病研究领域受到关注的主要原因在于 NNMT 对烟酰胺代谢的特殊作用，而烟酰胺的代谢过程及代谢产物与冠心病、中风、动脉硬化、糖尿病、阿尔茨海默病、帕金森氏症、精神分裂症等多种心脑血管病高度相关。首先，众所周知，许多心脑血管病与能量代谢失衡或肥胖关系密切，而我们的前期研究表明，烟酰胺代谢与肥胖及能量代谢类型明显相关，因为烟酰胺以 NAD^+ 的形式直接参与了糖、脂肪、蛋白质这三大能量物质的代谢过程；其次，NNMT 在催化烟酰胺甲基化生成 *N*–甲基烟酰胺 （*N*-methylnicotinamide，MNA） 的同时，转移了 *S*–腺苷蛋氨酸 （SAM） 中的甲基，生成 *S*–腺苷同型半胱氨酸 （SAH），SAH 进一步脱去腺苷，生成同型半胱氨酸 （Hcy），而高 Hcy 血症是静脉血栓形成、心肌梗死、中风、充血性心脏衰竭、阿尔茨海默病等心脑血管病的独立危险因素之一。因此，近年来有关 NNMT 活性与心脑血管病关系的研究很多，许多报道已经直接证明了它们之间具有高度的相关性。

鉴于 NNMT 基因 SNP 对 NNMT 活性的影响，其在心脑血管病中所扮演的角色也日渐受到了重视。Souto 等首先报道了西班牙人 NNMT 基因有 12 个 SNP，并且其中 1 个非编码区的 SNP 位点（dBSNP：rs694539）A/G 多态性与血清同型半胱氨酸（Hcy）水平显著相关。张玲等在日本的研究显示，NNMT 基因 A/G 多态性可能与叶酸、MTHFRC677T 多态性存在相互作用而影响血清 Hcy 水平。最近有关 NNMT 基因与某些心脑血管病关系的直接研究也正在增多：2008 年，van Driel 等报道 NNMT 基因 AG/AA 型携带者在低烟酰胺摄入与药物暴露作用下患先天性心脏病的风险增加了 8 倍；同年，Giusti 等报道 NNMT 基因多态性与腹主动脉疾病有关；2009 年，de Jonge 等报道 NNMT 基因多态性与小儿淋巴细胞性白血病有关；2012 年，Bubenek 等报道外周动脉闭塞性疾病的发生、发展与 NNMT 基因表达及血清 NNMT 水平上升密切相关，并且 NNMT 基因表达水平与低密度脂蛋白水平呈明显正相关、与高密度脂蛋白水平则呈明显负相关。

代谢组学（Metabonomics）是继基因组学、转录组学和蛋白质组学之后新近发展起来的一种系统生物学方法。与传统生物学将生命现象与少数几个生物学指标进行相关研究的方法相反，代谢组学利用整体的分析方法对生命系统进行研究，通过测量样本中所有的代谢产物来反映生物系统对病理生理或基因改变等刺激的反应。从广义来说，与转录组学和蛋白质组学一样，代谢组学也是功能基因组学的组成部分。因为代谢组的成分（代谢物）是基因表达的最终产物，不但能反映基因层面任何有效的变化，而且具有放大作用。研究表明，基因层面微小的差异，都可能会引起代谢产物的剧烈变化。所以从理论上说，代谢组学分析所提供的信息比转录组和蛋白质组分析所提供的信息更能够揭示基因型之间的关系，达到监测和推断基因功能的目的。对于 SNP 这种由单个核苷酸的变异所引起的 DNA 序列多态性而言，代谢组学分析就更有意义，因为这种突变往往没有明显的表型变化，却可以引起生物体中某些代谢产物含量的明显变化，据此，我们可以推断或比较某一 SNP 的功能。

心脑血管病称为富贵病，又叫生活方式病，虽然其病因和发病机制目前尚未完全明确，但是流行病学研究显示其病因可以归结为遗传、饮食和运动三者共同作用的结果，而代谢失衡、运动过少、肥胖是导致此类疾病流行的重要原因。而 NNMT 不但通过催化烟酰胺甲基化，参与了糖、脂肪、蛋白质这三大能量物质的代谢调控，而且其活性与运动具有明显的互动关系。心脑血管病种类繁多，症状多种多样，但是初始阶段普遍表现为三高症"高血压、高血糖和高血脂"，因此我们以三高症为切入点，通过研究 NNMT 基因 SNP 与三高症的关系来反映其在心脑血管病形成中的作用。另外，考虑到代谢失衡、运动过少和肥胖是导致心脑血管病类疾病流行的重要原因，我们通过观察 NNMT 基因 SNP 变异对能量代谢、运动能力及体成分的影响，利用代谢组学方法，进一步阐明了 NNMT 基因 SNP 变异的生理调控作用及其在心脑血管病形成中所扮演的角色。

目　　录

第1章　烟酰胺 *N*-甲基转移酶（NNMT）的研究进展

1.1　烟酰胺 *N*-甲基转移酶（NNMT）概述

如图 1-1 所示，烟酰胺 *N*-甲基转移酶（Nicotinamide *N*-methyltransferase，NNMT）的生理作用是催化烟酰胺（Nicotinamide，NA）甲基化，生成 *N*-甲基烟酰胺（*N*-methylnicotinamide，MNA）。NNMT 基因位于人类第 11 号染色体（11q23），由 3 个外显子和 2 个内含子构成，由该基因编码的 mRNA 分子长度为 952 个核苷酸，通过其编码的蛋白质总长度为 264 个氨基酸，其分子量大小为 29.6 KD[1]。NNMT 基因在心脑血管病研究领域受到关注的主要原因在于 NNMT 对烟酰胺代谢的特殊作用，而烟酰胺的代谢过程及代谢产物与冠心病、中风、动脉硬化、糖尿病、老年痴呆、帕金森氏症、精神分裂症等多种心脑血管病高度相关[2-3]。首先，众所周知，许多心脑血管病与能量代谢失衡或肥胖关系密切，而我们的前期研究表明，烟酰胺代谢与肥胖[4]及能量代谢类型[5]明显相关，因为烟酰胺以 NAD^+ 的形式直接参与了糖、脂肪、蛋白质这三大能量物质的代谢过程；其次，NNMT 在催化烟酰胺甲基化生成 *N*-甲基烟酰胺的同时，转移了 *S*-腺苷蛋氨酸（SAM）中的甲基，生成 *S*-腺苷同型半胱氨酸（SAH），SAH 进一步脱去腺苷，生成同型半胱氨酸（Hcy）[6]，而高同型半胱氨酸血症是静脉血栓形成、心肌梗死、中

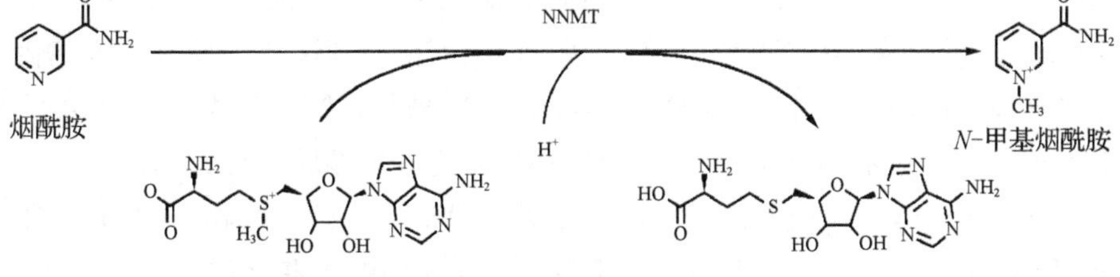

图 1-1　烟酰胺 *N*-甲基转移酶的生理作用

风、充血性心脏衰竭、阿尔茨海默病等心脑血管病的独立危险因素之一[7-8]。因此，近年来有关 NNMT 活性与心脑血管病关系的研究很多，许多报道已经直接证明了它们之间具有高度的相关性[9-12]。

1.2 NNMT 基因多态性与心脑血管病

心脑血管病是一种生活方式病，也常常被称为富贵病。虽然目前对于心脑血管病的发病原因和机制尚未完全明确，但是流行病学的研究显示该病因可以归结为饮食、运动和遗传因素共同作用的结果，其中，能量代谢失衡、运动不足、肥胖是导致心脑血管病流行的重要原因。我们的前期研究显示，NNMT 活性可能与肥胖[4]及能量代谢[5]明显相关。近年来，这些发现已经得到了许多报道的证实。例如，Liu 等发现我国肥胖糖尿病患者血清中的 MNA 水平明显上升[13]，Salek 等发现 2 型糖尿病患者及肥胖小鼠和大鼠的尿液中的 MNA 水平也出现了明显上升[14]。这些结果提示，NNMT 活性上升可能是导致肥胖与 2 型糖尿病的重要原因之一。更直接的结果来自 Kraus 等[15]与 Lee 等[16]的报道。Lee 等发现肥胖人群白色脂肪组织中 NNMT 表达明显上升；Kraus 等报道，肥胖糖尿病小鼠肝脏和白色脂肪组织中 NNMT 表达明显高于正常小鼠，并且通过 RNAi 技术干扰 NNMT 的表达不但可以增加糖尿病小鼠对胰岛素的敏感性，而且使高脂饮食诱导的肥胖小鼠的体脂出现了大幅度的下降。

虽然这些报道显示 NNMT 活性可能与心脑血管病具有明显的关联性，但是又是什么影响了 NNMT 的活性呢？研究结果显示，NNMT 高活性人群与 NNMT 低活性人群基因 cDNA 序列并没有差异，这意味着 NNMT 活性的差异并不是由 NNMT 蛋白结构的变化所引起，而是由 mRNA 和蛋白表达水平决定[17-18]。有关 NNMT 基因多态性的研究进一步证实了这一观点。据报道，NNMT mRNA 表达水平的差异可能与 NNMT 基因单核苷酸变异（Single Nucleotide Polymorphism，SNP）有关。从目前最齐全的 SNP 数据库（千人基因组数据库，http://browser.1000genomes.org）来看，NNMT 基因 DNA 序列上 SNP 变异位点有 200 个以上。这些 SNP 都位于非编码区域，因此这些变异并不会导致 NNMT 蛋白质结构出现差异，但是它们却可能影响 NNMT mRNA 和蛋白表达水平。从 NNMT 基因多态性与疾病的关联性研究报道来看，两个 SNP（rs694539 和 rs1941404）与许多非传染性慢性病密切相关，如同型半胱氨酸血症[19]、先天性心脏病[20]、腹主动脉疾病[21]、偏头痛[22]、非酒精性脂肪性肝炎[23]、双相情感障碍[24]、癫痫[25]、精神分裂症[26]和高脂血症[27]等。

1.3　NNMT 对能量代谢的调节作用

NNMT 对能量代谢具有调节作用的直接证据来源于 Kraus 等[15]的研究。他们发现，无论是动物实验还是脂肪细胞体外培养实验，干扰 NNMT 基因的表达都可以起到增加能量代谢的作用。目前认为，NNMT 对能量代谢的调节作用主要是通过改变烟酰胺的代谢通路进行的。烟酰胺是 NAD$^+$ 的前体。NAD$^+$ 不但是电子传递链中向线粒体复合体 I 提供电子的辅助因子，而且是 100 多种氧化还原酶的辅酶。此外，诸如 Sirtuins 和 Poly-ADP-核糖基转移酶（PARP）都使用 NAD$^+$ 作为脱乙酰化和 ADP-核糖基化反应的底物并调节多种代谢过程。Sirtuins 和 PARP 都消耗 NAD$^+$ 并释放烟酰胺，抑制 NAD$^+$ 合成酶的活性。因此，NNMT 活性的变化可能潜在地影响细胞内烟酰胺和 NAD$^+$ 水平和多种酶的活性。然而，这一想法并没有得到理论或实验证据的完全支持。例如，NNMT 对烟酰胺的亲和力相对较低，约为 430 μmol/L[1]，而烟酰胺磷酸核糖基转移酶（NAMPT）对烟酰胺的亲和力更是小于 1 μmol/L[28-29]。因此，作为 NAD$^+$ 生物合成中的限速酶，NAMPT 通常处于烟酰胺饱和状态，增加的 NNMT 表达不太可能将细胞内烟酰胺降低到能限制 NAMPT 合成 NAD$^+$ 的水平。事实上，有实验显示，NNMT 并不直接调控肝细胞内 Nam 和 NAD$^+$ 水平。降低 NNMT 的表达没有引起肝脏 NAD$^+$ 水平的明显变化和烟酰胺的积累[30]。但是 Kraus 等[15]报道，降低 NNMT 的表达使脂肪细胞中 NAD$^+$ 水平出现了明显的上升。因此，NNMT 对能量代谢的调节机制目前还不完全清楚，有待于进一步研究。

1.4　NNMT 对组蛋白甲基化的影响

染色质的基本组成单位是核小体，它是由 4 种核心组蛋白构成的一种八聚体复合物，也是 DNA 的载体。这 4 种组蛋白紧密结合，但是它们氨基酸链条上的精氨酸和赖氨酸残基却能发生多种甲基化修饰，包括单甲基化、对称双甲基化、非对称双甲基化和去甲基化等。这些甲基化修饰存在于多个位点, 不但能够改变染色质的结构状态而影响转录, 而且能进一步调节细胞内的其他生理功能, 如细胞发育、DNA 修复等。组蛋白甲基化是一个可逆的过程, 细胞内甲基化与去甲基化处于一个动态平衡的过程。研究显示, 组蛋白甲基化与去甲基化平衡可能与肿瘤及其他多种疾病的发生发展密切关联。组蛋白甲基化由多种组蛋白甲基转移酶催化完成, 但是组蛋白甲基转移酶与NNMT 转移的甲基都来源于 SAM[31]。因此 NNMT 的活性状态对组蛋白甲基化具有明显的影响。

来自癌症的研究表明, 与 NNMT 酶活性一致, 肾透明癌细胞 769P 细胞中的 NNMT 过表达降低了 SAM / SAH 比例, 从而改变了细胞的表观遗传学状态: 组蛋白 3 赖氨酸 9 (H3K9) 和组蛋白 3 赖氨酸 27 (H3K27) 的所有组蛋白 3 甲基化水平下降 (主要表位与转录抑制相关), 而一些致癌基因产物的表达增加[31]。相比之下, SKOV3 卵巢癌细胞中 NNMT 的敲除具有相反的作用, 因为它增加了 SAM / SAH 比例和所有 H3K9 和 H3K27 的甲基化。在核蛋白质中, 一个非组蛋白 (蛋白磷酸酶 2) 也观察到了类似的甲基化变化。可见, 除了组蛋白之外, 非组蛋白也可能因为 NNMT 表达和甲基供体水平的变化而出现差异甲基化[31-32]。这些研究结果表明 NNMT 可能通过改变组蛋白与非组蛋白的甲基化与去甲基化平衡状态来实现其生理调节作用。

来自胚胎干细胞 (Embryonic Stem Cell, ESC) 的研究显示[33], 原始的人类 ESC 中 NNMT 高表达。从过渡到启动阶段, 到更加成熟的状态, NNMT 表达是下调的。同时, 抑制性组蛋白甲基化标志物, 如 H3K27me3, 在调节ESC 转化的重要基因上出现了明显的增加; 低氧诱导因子 (HIF) 被激活, Wnt 信号被抑制。因此认为[33], NNMT 参与维持原始 ESC 状态, 因为其活动消耗甲基供体以产生 SAH 和 MNAM, 从而限制其他甲基转移酶对 SAM 作用; 这又导致低水平的 DNA 和组蛋白甲基化 (这是初始 ESC 状态的已知特征); 然后, 在转化到引发状态期间, NNMT 表达降低并且允许更多的 SAM积累和增加表观遗传标记的甲基化。

1.5 NNMT 对肝脏代谢的影响

肝脏是人体内最大的代谢器官, NNMT 对肝脏代谢的影响与心脑血管病的发生发展有着直接的关系。人类所有器官和组织中, 肝细胞中 NNMT 的表达水平是最高的。研究结果显示[30], 肝脏中 NNMT 的表达与血脂水平密切相关，如血清胆固醇、甘油三酯等。Hong 等认为[30]，NNMT 在肝脏中的代谢作用由 MNA 介导：MNA 通过干扰其泛素化来增加 Sirt1 的蛋白水平和活性。与此推测一致，NNMT 低表达肝细胞内 MNA 减少，Sirt1 蛋白降低，导致乙酰化的 FoxO1 增加；NNMT 过表达的肝细胞内 MNA 增加，Sirt1 蛋白也增加，乙酰化的 FoxO1 减少。功能上，NNMT 和 MNA 增加葡萄糖-6-磷酸酶（G6Pc）与磷酸烯醇丙酮酸羧激酶（Pck1）表达和促进葡萄糖的产生[30]。与离体实验效应一致，膳食补充 MNA 对高脂饮食（HFD）喂食小鼠的一些代谢失调具有明显的预防效果。MNA 补充增加了肝脏 Sirt1 蛋白水平，抑制了肝细胞脂肪酸和胆固醇合成，降低了肝脏甘油三酯与胆固醇含量和肝脏炎症[30]。

虽然机体大部分的甲基化反应发生在肝脏中，但是 NNMT 并不是肝脏中最主要的甲基转移酶。肝脏中大部分的甲基通过胍基乙酸 *N*-甲基转移酶（GAMT）和磷脂酰乙醇胺 *N*-甲基转移酶（PEMT）催化将胍基乙酸（GAA）与磷脂酰乙醇胺（PE）甲基化生成肌酸及甲基化磷脂酰胆碱（PC）[34-35]。与此相一致，NNMT 低表达并未改变小鼠肝脏或原代肝细胞中 SAM／SAH 的比值[30]，并且高剂量的烟酰胺引起肝脏 SAM 耗尽仅限于限制甲基供体饮食摄入的情况下[36]。甘氨酸 *N*-甲基转移酶（GNMT）是小鼠肝脏中主要的甲基转移酶。近来已有报道，外源性补充烟酰胺降低了 GNMT 基因敲除小鼠肝脏中的 SAM 含量。有人认为，GNMT 的活动有助于保护肝脏保持甲基供体 SAM 的稳定。当其他途径消耗的 SAM 过多时，GNMT 活性下降，使 SAM 恢复正常水平，反之亦然[35]。在 GNMT 基因敲除小鼠的肝脏中缺乏这种稳态机制，导致 SAM 大量积累，最终引起 DNA 和蛋白质超甲基化和代谢紊乱[37]。总体来说，这些结果表明 NNMT 活性不足以在正常条件下改变肝甲基供体平衡，但可以在底物过量和甲基供体受损的情况下改变肝甲基供体平衡。

1.6 NNMT 对脂肪代谢与胰岛素抵抗的影响

如前所述，NNMT 在人和啮齿动物的脂肪组织中高表达。在 3T3L1 脂肪细胞分化期间，NNMT mRNA、蛋白质和酶的活性均增加[38]。因此，用过量的烟酰胺处理小鼠脂肪组织外植体和 3T3-L1 脂肪细胞，显著增加了分泌到培养基中的分泌物 Hcy（NNMT 催化反应的代谢产物）；用 NNMT 产物的竞争性抑制剂 MNA 进行同样的处理，则减少了 Hcy 的释放[38]。人类脂肪组织中 NNMT 表达与肥胖和胰岛素抵抗呈正相关[13,39]。与这些相关性一致，NNMT 低表达 C57BL6 小鼠抵抗高脂饮食（HFD）造成脂肪积累，并提高了葡萄糖耐量[15]。NNMT 低表达使肝脏和脂肪中的 NNMT 表达都明显下降，但 NNMT 低表达的减肥效果似乎是由脂肪组织增加的能量消耗所引起的。因为 NNMT 是脂肪细胞中的主要甲基转移酶，NNMT 低表达增加 SAM／SAH 比值和组蛋白 H3K4 甲基化，后者与转录激活相关[15]。

最近的两项研究显示，脂肪组织 NNMT 及其反应产物 MNA 与胰岛素抵抗和体重指数（BMI）呈正相关[13,39]。Kannt 等报道[39]，与健康对照组相比，NNMT 表达在 2 型糖尿病患者的脂肪组织中大约增加了 2 倍，并且 2 型糖尿病患者的 MNA 水平与脂肪组织中 NNMT 表达呈正相关。Liu 等报道[13]，通过对 1160 例中国肥胖 2 型糖尿病患者进行检测，发现 MNA 与 BMI、腰围和臀围之间存在正相关关系。这些观察结果表明，NNMT 催化的烟酰胺甲基化可能参与了胰岛素抵抗的发展，但是 NNMT 抑制剂是否可用于治疗肥胖和糖尿病仍有待于观察。

1.7　NNMT 对心脑血管相关疾病及炎症的调控作用

心脑血管病往往与血栓、高血压、动脉粥样硬化和炎症密切相关。最近的研究表明，MNA 可能对血栓、高血压、动脉粥样硬化和炎症具有重要的治疗和预防作用。药理剂量的 MNA 能迅速增加内皮细胞分泌前列环素（PGI_2），从而调节啮齿动物模型中的血栓形成及炎症过程[40]。MNA 还增强了一氧化氮从血管内皮细胞释放和对血管的血管舒张作用[41]。MNA 对内皮细胞的作用机制尚不清楚，但可能涉及环氧合酶 2（COX_2）和内皮—氧化氮合酶（eNOS）。NNMT 在炎症患者和啮齿动物中高表达。据报道，NNMT 表达在肌肉消瘦的慢性阻塞性肺疾病（COPD）患者的肺和骨骼肌中明显增加[42-43]。NNMT 表达的显著上调在各种形式的营养不良患者的骨骼肌中也可观察到，并且可以在 Duchenne 型肌肉营养不良 mdx 小鼠中观察到相同的结果[44]。此外，水杨苷 A 引起的实验性肝损伤与诱导肺动脉高压也增加了 NNMT 的活性和表达[45-46]。这些疾病状态和损伤模型中炎症的增加被认为是推动 NNMT 表达增加的原因。这一推论正日渐得到体外实验的证实。例如，利用 IL-6、TNFα 或 TGFβ 对人骨骼肌成肌细胞进行直接刺激也可以增加 NNMT 表达[42]。目前认为，炎症引起的 NNMT 和 MNA 的增加可能是一种保护性补偿反应，但是具体的作用机制还需要进一步实验阐明[42,47]。

1.8　小结与展望

总而言之，从已有的研究结果来看，可以确定 NNMT 对能量代谢和心脑血管病具有明显的调控作用，但是其中的调控机制还有待于进一步研究。虽然 Kraus 等[15]依据在脂肪细胞中观察到的"NNMT 表达下降导致 SAM 和 NAD$^+$水平上升"这一现象，提出了 NNMT 调控能量代谢的两个可能途径，但是目前看来这一提法还过于简单。首先，他们自身就难以自圆其说，他们在肝细胞实验中同样观察到了"NNMT 表达下降，肝细胞的能量消耗率上升"的现象，但是他们同时也发现肝细胞的 SAM 和 NAD$^+$水平并没有上升；其次，Hong 等报道[30]，增加肝中 NNMT 的表达对糖、脂代谢不但没有抑制作用，反而具有促进作用，这一结果与 Kraus 等的报道[15]刚好相反。可见目前有关 NNMT 调控能量代谢的机制还并不完善，NNMT 调控能量代谢的途径或者说与心脑血管病的关系还需要进一步研究。

参考文献

[1] Aksoy S, Szumlanski C L, Weinshilboum R M. Human liver nicotinamide *N*-methyltransferase cDNA cloning, expression, and biochemical characterization. J Biol Chem, 1994, 269 (20): 14835 – 14840.

[2] Williams A C, Hill L J, Ramsden D B. Nicotinamide, NAD (P)(H), and Methyl-Group homeostasis evolved and became a determinant of ageing diseases: hypotheses and lessons from Pellagra. Curr Gerontol Geriatr Res, 2012, 2012 (8): 302875.

[3] Li F, Chong Z Z, Maiese K. Cell Life versus cell longevity: the mysteries surrounding the NAD$^+$ precursor nicotinamide. Curr Med Chem, 2006, 13 (8): 883 – 895.

[4] Li J H, Wang Z H. Association between urinary low-molecular-weight metabolites and body mass index. Int J Obes, 2011, 35 (S2): 554.

[5] Li J H. Measurement and analysis of the Chinese elite male swimmers' basal metabolism of nicotinamide using NMR-based metabonomic technique. Adv Meter Res, 2011 (301 – 303): 890 – 894.

[6] Bromberg A, Levine J, Belmaker R, et al. Hyperhomocysteinemia does not affect global DNA methylation and nicotinamide *N*-methyltransferase expression in mice. J Psychophar-

macol, 2011, 25（7）: 976 – 981.

［7］ 张玲, 宫木幸一, 村松正明. 尼克酰胺 *N*-甲基化酶基因多态性对血清同型半胱氨酸的影响. 中国全科医学, 2008, 11（11B）: 2035 – 2038.

［8］ Souto J C, Blanco-Vaca F, Soria J M, et al. A genomewide exploration suggests a new candidate gene atchromosome 11q23 as themajorde terminant of plasma homocysteine levels: results from the GAIT project. Am J Hum Genet, 2005, 76（6）: 925 – 933.

［9］ Parsons R B, Aravindan S, Kadampeswaran A, et al. The expression of nicotinamide *N*-methyltransferase increases ATP synthesis and protects SH-SY5Y neuroblastoma cells against the toxicity of Complex I inhibitors. Chem J, 2011, 436（1）: 145 – 155.

［10］ Mori Y, Sugawara A, Tsuji M, et al. Toxic effects of nicotinamide methylation on mouse brain striatum neuronal cells and its relation to manganese. Environ Health Prev Med, 2012, 17（5）: 371 – 376.

［11］ 周士胜, 李达, 周一鸣, 等. 慢性烟酰胺超载与2型糖尿病流行的关系. 生理学报, 2010, 62（1）: 86 – 92.

［12］ Bubenek S, Nastase A, Niculescu A M, et al. Assessment of gene expression profiles in peripheral occlusive arterial disease. Can J Cardiol, 2012, 28（6）: 712 – 720.

［13］ Liu M, Li L, Chu J, et al. Serum N（1）-methylnicotinamide is associated with obesity and diabetes in Chinese. J Clin Endocrinol Metab, 2015, 100（8）: 3112 – 3117.

［14］ Salek R M, Maguire M L, Bentley E, et al. A metabolomic comparison of urinary changes in type 2 diabetes in mouse, rat, and human. Physiol Genomics, 2007, 29: 99 – 108.

［15］ Kraus D, Yang Q, Kong D, et al. Nicotinamide *N*-methyltransferase knockdown protects against diet-induced obesity. Nature, 2014, 508（7495）: 258 – 262.

［16］ Lee Y H, Nair S, Rousseau E, et al. Microarray profiling of isolated abdominal subcutaneous adipocytes from obese vs non-obese Pima Indians: increased expression of inflammation-related genes. Diabetologia, 2005, 48（9）: 1776 – 1783.

［17］ Yan L, Otterness D M, Weinshilboum R M. Human nicotinamide *N*-methyltransferase pharmacogenetics: gene sequence analysis and promoter characterization. Pharmacogenetics, 1999, 9（3）: 307 – 316.

［18］ Smith M L, Burnett D, Bennett P, et al. A direct correlation between nicotinamide *N*-methyltransferase activity and protein levels in human liver cytosol. Biochim Biophys Acta, 1998, 1442（2 – 3）: 238 – 244.

［19］ Souto J C, Blanco-Vaca F, Soria J M, et al. A genomewide exploration suggests a new candidate gene atchromosome 11q23 as the majorde terminant of plasma homocysteine levels: results from the GAIT project. Am J Hum Genet, 2005, 76（6）: 925 – 933.

[20] van Driel L M, Smedts H P, Helbing W A, et al. Eight-fold increased risk for congenital heart defects in children carrying the nicotinamide *N*-methyltransferase polymorphism and exposed to medicines and low nicotinamide. Eur Heart J, 2008, 29 (11): 1424 – 1431.

[21] Giusti B, Saracini C, Bolli P, et al. Genetic analysis of 56 polymorphisms in 17 genes involved in methionine metabolism in patients with abdominal aortic aneurysm. J Med Genet, 2008, 45 (11): 721 – 730.

[22] Sazci A, Sazci G, Sazci B, et al. Nicotinamide-*N*-methyltransferase gene rs694539 variant and migraine risk. J Headache Pain, 2016, 17 (1): 93.

[23] Sazci A, Ozel M D, Ergul E, et al. Association of nicotinamide-*N*-methyltransferase gene rs694539 variant with patients with nonalcoholic steatohepatitis. Genet Test Mol Biomarkers, 2013, 17 (11): 849 – 853.

[24] Sazci A, Ozel M D, Ergul E, et al. Association of nicotinamide-*N*-methyltransferase (NNMT) gene rs694539 variant with bipolar disorder. Gene, 2013, 532 (2): 272 – 275.

[25] Sazci G, Sazci B, Sazci A, et al. Association of nicotinamide-*N*-methyltransferase gene rs694539 variant with epilepsy. Mol Neurobiol, 2016, 53 (6): 4197 – 4200.

[26] Bromberg A, Lerer E, Udawela M, et al. Nicotinamide-*N*-methyltransferase (NNMT) in schizophrenia: genetic association and decreased frontal cortex mRNA levels. Int J Neuro psycho pharmacol, 2012, 15 (6): 727 – 737.

[27] Zhu X J, Lin Y J, Chen W, et al. Physiological study on association between nicotinamide *N*-methyltransferase gene polymorphisms and hyperlipidemia. Biomed Res Int, 2016, 2016 (2): 7521942.

[28] Revollo J R, Grimm A A, Imai S. The NAD biosynthesis pathway mediated by nicotinamide phosphoribosyltransferase regulates Sir2 activity in mammalian cells. J Biol Chem, 2004, 279 (49): 50754 – 50763.

[29] Burgos E S, Schramm V L. Weak coupling of ATP hydrolysis to the chemical equilibrium of human nicotinamide phosphoribosyltransferase. Biochemistry, 2008, 47 (42): 11086 – 11096.

[30] Hong S, Moreno-Navarrete J M, Wei X, et al. Nicotinamide *N*-methyltransferase regulates hepatic nutrient metabolism through Sirt1 protein stabilization. Nat Med, 2015, 21 (8): 887 – 894.

[31] Ulanovskaya O A, Zuhl A M, Cravatt B F. NNMT promotes epigenetic remodeling in cancer by creating a metabolic methylation sink. Nat Chem Biol, 2013, 9 (5): 300 – 306.

［32］ Palanichamy K, Kanji S, Gordon N, et al. NNMT silencing activates tumor suppressor PP2A, inactivates oncogenic STKs, and inhibits tumor forming ability. Clin Cancer Res, 2017, 23 (9): 2325 – 2334.

［33］ Sperber H, Mathieu J, Wang Y, et al. The metabolome regulates the epigenetic land-scape during naive-to-primed human embryonic stem cell transition. Nat Cell Biol, 2015, 17 (12): 1523 – 1535.

［34］ Mato J M, Martinezchantar M L, Lu S C. Methionine metabolism and liver disease. Annu Rev Nutr, 2008, 28 (2): 273 – 293.

［35］ Mudd S H, Brosnan J T, Brosnan M E, et al. Methyl balance and transmethylation flu-xes in humans. Am J Clin Nutr, 2007, 85 (1): 19 – 25.

［36］ Henning S M, McKee R W, Swendseid M E. Hepatic content of *S*-adenosylmethionine, *S*-adenosylhomocysteine and glutathione in rats receiving treatments modulating methyl do-nor availability. J Nutr, 1989, 119 (10): 1478 – 1482.

［37］ Martinez-Chantar M L, Vazquez-Chantada M, Ariz U, et al. Loss of the glycine *N*-meth-yltransferase gene leads to steatosis and hepatocellular carcinoma in mice. Hepatology, 2008, 47 (4): 1191 – 1199.

［38］ Riederer M, Erwa W, Zimmermann R, et al. Adipose tissue as a source of nicotinamide *N*-methyltransferase and homocysteine. Atherosclerosis, 2009, 204 (2): 412 – 417.

［39］ Kannt A, Pfenninger A, Teichert L, et al. Association of nicotinamide-*N*-methyltrans-ferase mRNA expression in human adipose tissue and the plasma concentration of its prod-uct, 1-methylnicotinamide, with insulin resistance. Diabetologia, 2015, 58 (4): 799 – 808.

［40］ Chlopicki S, Swies J, Mogielnicki A, et al. 1-Methylnicotinamide (MNA), a primary metabolite of nicotinamide, exerts anti-thrombotic activity mediated by a cyclooxygenase-2/prostacyclin pathway. Br J Pharmacol, 2007, 152 (2): 230 – 239.

［41］ Domagala T B, Szeffler A, Dobrucki L W, et al. Nitric oxide production and endotheli-um-dependent vasorelaxation ameliorated by *N*1-methylnicotinamide in human blood ves-sels. Hypertension, 2012, 59 (4): 825 – 832.

［42］ Kim H C, Mofarrahi M, Vassilakopoulos T, et al. Expression and functional significance of nicotinamide *N*-methyl transferase in skeletal muscles of patients with chronic obstruc-tive pulmonary disease. Am J Respir Crit Care Med, 2010, 181 (8): 797 – 805.

［43］ Savarimuthu Francis S M, Larsen J E, Pavey S J, et al. Genes and gene ontologies com-mon to airflow obstruction and emphysema in the lungs of patients with COPD. PLoS One, 2011, 6 (3): e17442.

［44］ Zhang H, Ryu D, Wu Y, et al. NAD$^+$ repletion improves mitochondrial and stem cell function and enhances life span in mice. Science, 2016, 352 (6292): 1436 – 1443.

[45] Sternak M, Khomich T I, Jakubowski A, et al. Nicotinamide *N*-methyltransferase (NNMT) and 1-methylnicotinamide (MNA) in experimental hepatitis induced by concanavalin A in the mouse. Pharmacol Rep, 2010, 62 (3): 483 – 493.

[46] Fedorowicz A, MateuszukL, Kopec G, et al. Activation of the nicotinamide *N*-methyltransferase (NNMT) -1-methylnicotinamide (MNA) pathway in pulmonary hypertension. Respir Res, 2016, 17 (1): 108.

[47] Jakubowski A, Sternak M, Jablonski K, et al. 1-Methylnicotinamide protects against liver injury induced by concanavalin A via a prostacyclin-dependent mechanism: a possible involvement of IL-4 and TNF-α. Int Immunopharmacol, 2016, 31: 98 – 104.

第 2 章　烟酰胺 N-甲基转移酶（NNMT）基因多态性与心脑血管病关系的代谢组学研究

烟酰胺 N-甲基转移酶（Nicotinamide N-methyl transferase，NNMT）的生理作用是以 S-腺苷甲硫氨酸（SAM）为甲基供体，催化烟酰胺（Nicotinamide，Nam）的甲基化，生成 N-甲基烟酰胺（N-methylnicotinamide，MNA）[1-2]。NNMT 基因在心脑血管病研究领域受到关注的主要原因在于 NNMT 对烟酰胺代谢的特殊作用，而烟酰胺的代谢过程及代谢产物与冠心病、中风、动脉硬化、糖尿病、老年痴呆、帕金森氏症、精神分裂症等多种心脑血管病高度相关[3-4]。首先，许多心脑血管病与能量代谢失衡或肥胖关系密切。我们的前期研究表明，烟酰胺代谢与肥胖[5]及能量代谢类型[6]明显相关，并且这一结果最近得到了多篇报道的进一步证实。Kraus 等发现[7]，干扰 NNMT 基因表达可以显著增加细胞与机体的能量代谢率。Liu 等发现[8]，血清 MNA 水平与肥胖和 2 型糖尿病密切相关。Hong 等发现[9]，NNMT 对肝脏的营养代谢具有明显的调节作用。其次，NNMT 在催化烟酰胺甲基化生成 MNA 的同时，转移了 S-腺苷蛋氨酸（SAM）中的甲基，生成 S-腺苷同型半胱氨酸（SAH），SAH 进一步脱去腺苷，生成同型半胱氨酸（Hcy）[10]，而高同型半胱氨酸血症是静脉血栓形成、心肌梗死、中风、充血性心脏衰竭、阿尔茨海默病等心脑血管病的独立危险因素之一[11]。因此，近年来有关 NNMT 与心脑血管病关系的研究很多，许多报道已经直接证明了它们之间具有高度的相关性[12-14]。

鉴于 NNMT 基因对 NNMT 的表达和活性有着直接的影响，其在心脑血管病中所扮演的角色也日渐受到了重视。Bubenek 等报道[14]，外周动脉闭塞性疾病的发生、发展与 NNMT 基因表达及血清 NNMT 水平上升密切相关，并且 NNMT 基因表达水平与低密度脂蛋白水平呈明显正相关、与高密度脂蛋白水平则呈明显负相关。目前从千人基因组计划的数据库中能够查到的 NNMT 基因单核苷酸多态位点（SNPs）已经超过了 200 个，但是研究得较多的是 1 个非编码区的 SNP（rs694539）。Souto 等[11]首先报道了西班牙人 rs694539 变异与血清同型半胱氨酸（Hcy）水平显著相关。后来多种心脑血管病与 NNMT 基因 rs694539 变异的关联性得到了证实：van Driel 等[15]报道，rs694539 位点 AG/AA 型携带者在低烟酰胺摄入与药物暴露作用下患先天性心脏病的风险增加了 8 倍；Giusti 等报道[16] rs694539 变异与腹主动脉疾病有关；de Jonge 等[17]报道了 rs694539 变异与小儿淋巴细胞性白血病的相关性。这些报道说明人类 NNMT 基因多态性确实与心脑血管病具有较为明显的相关性，但是由于这些报道都只分别研究了 rs694539 这一个位点的变异与某一种心脑血管病的关联性，因此 NNMT 基因其他 SNP 位点与心脑血管病的关系，以及它们是否与心脑血管病这一类疾病（而不是哪一种病），存在着普遍的关联性还不清楚；同时，由于功能性研究缺失，NNMT 基因 SNPs 的生物学功能及其在心脑血管病形成中的作用也有待于进一步研究。

我们认为，虽然心脑血管病种类繁多，症状多种多样，但是初始阶段普遍表现为三高症——高血压、高血糖和高血脂，因此可以三高症为切入点，通过研究 NNMT 基因 SNPs 与三高症的关系来反映它们是否与心脑血管病的形成存在普遍的关联性及它们在心脑血管病形成中的作用。本研究首先通过标签基因（TagSNP）的方法，从 200 多个 NNMT 基因 SNPs 中确定了 19 个 TagSNP 位点；然后进行 Case-Control 研究，从 19 个 TagSNP 中分析并筛选出了与三高症具有显著相关性的 SNP 位点；最后针对这些筛选出来的 SNP 位点，利用行为学、生理学与代谢组学的方法研究它们的生物学功能，并探索它们在心脑血管病形成中的作用。

2.1　研究对象与方法

2.1.1　研究对象及分组

Case 组：60 岁以下中国汉族原发性三高症患者 444 人，其中包括高血糖患者 318 人、高血脂患者 283 人和高血压患者 154 人，同时表现出 3 种症状的患者 93 人，有 2 种以上症状的患者 220 人，只有 1 种症状的患者 224 人；Control 组：60 岁以上中国汉族非三高症志愿者 316 人（60 岁以上还没有出现三高症状，说明他们是三高症非易感人群）。待 Case-Control 研究发现了与三高症显著性相关的 SNP 位点及三高症易感基因型后，我们又招募了514名中国汉族健康男大学生（年龄 17～23 岁，无三高症状）进行该位点的基因型测试，然后根据 Case-Control 研究的结果和大学生志愿者的基因型，将他们分为"三高症易感人群"和"三高症非易感人群"分别进行了行为学、生理学和代谢组学分析，以进一步探索 NNMT 基因 SNP 在三高症形成中的作用。

2.1.2 数据库查询及研究位点的确定

千人基因组计划 SNP 数据库中，将中国汉族人群分为北京人（CHB）和南方人（CHS）。下载好 CHB 和 CHS 的 SNP 数据后，利用 Haploview software 软件（Haploview 4.2）进行标签 SNP（TagSNP）筛选，选择标准为最小等位基因频率（Minor Allele Frequency，MAF）大于 0.10 及相关系数的平方（r^2）大于 0.80。最后 19 个 SNP 位点被确定为 TagSNP，它们在 NNMT 基因上的位置如图 2-1 所示。

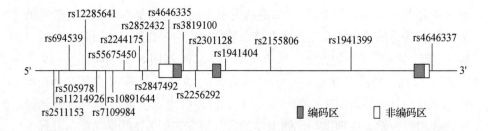

图 2-1　烟酰胺 N-甲基转移酶（NNMT）基因 DNA 序列上 19 个 TagSNP 位点

2.1.3 基因多态性检测

2.1.3.1 主要仪器设备与试剂

主要仪器设备包括 PCR 仪（Norwalk，CT. 06859 USA）、电泳仪（北京君意东方电泳设备有限公司）、全自动紫外与可见分析装置、生物电泳图像分析系统（上海复日科技有限公司）和测序仪（ABI）。主要试剂有 PCR 引物、dNTP（上海瀚宇生物科技有限公司）、Taq 酶体系、ddH$_2$O（上海翼和应用生物技术有限公司）、1.5 mL EP 管、各型号 tips、PCR 96 孔板（海门永辉实验器材有限公司）。

2.1.3.2　DNA 提取，引物、探针设计

取静脉血，使用 DNA 提取试剂盒（Promega，美国）提取基因组 DNA，−80℃保存备用。从 NCBT 数据库下载 NNMT 基因序列，利用 Primer 3 软件在线版本（http://bioinfo.ut.ee/primer3-0.4.0/）设计引物（表 2−1）和探针（表 2−2）。

表 2−1　各标签 SNPs 的引物序列

SNP 位点	upper 序列	lower 序列	PCR 长度
rs505978	CATTTCAGCCTTAGCAGCTC	TCAGCTCTCCACTTTGGTCA	91
rs11214926	CTCACACAGGTCTCTATATG	CCAGATTGTTTCCAACTCCC	95
rs2852432	TGCAAGAAGTTGCATGTGGC	GGTCTGTGAATTGACATTTG	98
rs1941399	CCTCTCTCTTAAATAGGTGC	GAAGGTTTCTTAACCTGCCC	93
rs2847492	CTGAGGCTTAAGAGTCTCAA	GTTGTTATCCTGGTTTGCTAC	99
rs2256292	TAAGGTCTAGGAGAAGGTAA	CCATGTAACAGACTTTCTGG	98
rs3819100	TGCATGTCTCCCCACTAATG	GAAGCAACAACGAGAGACAC	100
rs694539	CAGCCATCTCAAATGGATGC	GTCCTAGAGTCCTAGAATCC	101
rs4646335	CAGGGATTGTAGACCAGAGG	CTGTCTCTCTGAACTTTGGG	102
rs1941404	CCATTACTCTGGTGCACACA	AAGAGAGATGAGATAGGCCC	101
rs2244175	TGTCAGCCCAGTGAGTTTCT	GTGGTTAATGGCTAAGAGAG	99
rs12285641	GACCACATTCTGCCTCATGCAC	CTAGGGACAGTGCCACAACC	584
rs4646337	TAGACTGACCTCTCTAGTCC	CCAAGTCATGTGCTGAGTAG	98
rs2511153	AAACGCCTCCTTGAACCCAG	GCTGCAGGGTGTTCTCCAG	100
rs10891644	GGAATTGCTTTCCTTTCCAA	AAGAAGCGTGATGGGAGAAA	699
rs55675450	GCTCATGGGTGATTTTTAGC	GTCTAGCTAAAGCCTAATATC	92
rs2155806	CAGCAATATTAGGTTCACCG	CGTAGATTACAGACTTTGGG	100
rs7109984	GGAATTGCTTTCCTTTCCAA	AAGAAGCGTGATGGGAGAAA	699
rs2301128	TTTTTACCTTCTCCTAGACC	TTATTCCCCAATCCAGGGTG	84

表 2-2　各标签 SNPs 的探针序列

SNP 位点	序列(5′-3′)	PCR 长度
rs505978_modify	P-CTCTGAGGAACTCCTCTCCTTTTTTTTTTTTTTTT-FAM	
rs505978_A	TTTTTTTTTTTTTTTTTCTTAGCAGCTCTCCTCCCAGTCT	77
rs505978_C	TTTTTTTTTTTTTTTTTCTTAGCAGCTCTCCTCCCAGTCG	79
rs11214926_modify	P-CAGAGACATCCATGTCTCCTTTTTTTTTTTTTTTT-FAM	
rs11214926_A	TTTTTTTTTTTTTTTTCCAACTCCCCAACACAATGATTT	81
rs11214926_G	TTTTTTTTTTTTTTTTCCAACTCCCCAACACAATGATTC	83
rs2852432_modify	P-TTTGCCTGCCACATGCAACTTTTTTTTTTTTTTTT-FAM	
rs2852432_C	TTTTTTTTTTTTTTTTACAGTTGCAATAATCTGAGACAG	85
rs2852432_T	TTTTTTTTTTTTTTTTACAGTTGCAATAATCTGAGACAA	87
rs1941399_modify	P-CCCCAGGAAAATTCACAGGGTTTTTTTTTTTTTTTT-FAM	
rs1941399_A	TTTTTTTTTTTTTTTTTAGGTGCTCTTGCCACCTTATCT	89
rs1941399_C	TTTTTTTTTTTTTTTTTAGGTGCTCTTGCCACCTTATCG	91
rs2847492_modify	P-TGTCCATTTACAAATTGCTTTTTTTTTTTTTTTTT-FAM	
rs2847492_A	TTTTTTTTTTTTTTTTTTCTCAAAAGTTAGTTTTTCCAGT	93
rs2847492_G	TTTTTTTTTTTTTTTTTTCTCAAAAGTTAGTTTTTCCAGC	95
rs2256292_modify	P-ACCAGATCCAGAAAGTCTGTTTTTTTTTTTTTTTT-FAM	
rs2256292_C	TTTTTTTTTTTTTTTTTTACATCTGGTGTACAGACTGAAG	97
rs2256292_G	TTTTTTTTTTTTTTTTTTACATCTGGTGTACAGACTGAAC	99
rs3819100_modify	P-AGATGGAGTCTCAGGGCACGTTTTTTTTTTTTTTTT-FAM	
rs3819100_A	TTTTTTTTTTTTTTTTTCTCCCCACTAATGTGAGTCATAT	101
rs3819100_G	TTTTTTTTTTTTTTTTTCTCCCCACTAATGTGAGTCATAC	103
rs694539R_modify	P-TGTTGGAGGGGTTTCCAAATTTTTTTTTTTTTTTT-FAM	
rs694539R_T	TTTTTTTTTTTTTTTTTGTCCTAGAATCCTAGAAGTTTCA	105
rs694539R_C	TTTTTTTTTTTTTTTTGTCCTAGAATCCTAGAAGTTTCG	107
rs4646335_modify	P-GAGCTCGTCAGGAAAATTATTTTTTTTTTTTTTTTT-FAM	
rs4646335_A	TTTTTTTTTTTTTTTTTATTGTAGACCAGAGGGAGCACTT	109
rs4646335_T	TTTTTTTTTTTTTTTTTATTGTAGACCAGAGGGAGCACTA	111
rs1941404_modify	P-TGTTAGTAAATTTGTGTATGTTTTTTTTTTTTTTTT-FAM	
rs1941404_C	TTTTTTTTTTTTTTTTTTTGAGATAGGCCCATGTGTGTGCG	113

续表

SNP 位点	序列(5′–3′)	PCR 长度
rs1941404_T	TTTTTTTTTTTTTTTTTTGAGATAGGCCCATGTGTGTGCA	115
rs2244175_modify	P-GGAGTGTAACAGAGGTGGCATTTTTTTTTTTTTTTTT-FAM	
rs2244175_A	TTTTTTTTTTTTTTTTTTCTAAGAGAGTAAAGGTGGACTCT	117
rs2244175_G	TTTTTTTTTTTTTTTTTTCTAAGAGAGTAAAGGTGGACTCC	119
rs12285641_modify	P-TGTGAAATGCCTGCTCCTCCCTTGCTTTTTTTTTTT – FAM	
rs12285641_C	TTTTTTTTTTTTTTTTTTTCTCTTGCTCCCTCTCTCGCCG	150
rs12285641_T	TTTTTTTTTTTTTTTTTTTCTCTTGCTCCCTCTCTCGCCA	152
rs4646337_modify	P-TGGGCCCCAACCACTGAGCCTCTACTTTTTTTTTT – FAM	
rs4646337_A	TTTTTTTTTTTTTTTTTCTAGTCCCGTCCTAGATGAACCAT	154
rs4646337_G	TTTTTTTTTTTTTTTTTCTAGTCCCGTCCTAGATGAACCAC	156
rs2511153_modify	P-AGGTCCCTGGAGAACACCCTGCAGCTTTTTTTTT – FAM	
rs2511153_C	TTTTTTTTTTTTTTTTAGGGCATGCGGGGAGCTCCCGCTTG	158
rs2511153_T	TTTTTTTTTTTTTTTTAGGGCATGCGGGGAGCTCCCGCTTA	160
rs10891644_modify	P-ATCTCAGCACTTTGGGAGGCCAAGGTTTTTTTTT – FAM	
rs10891644_G	TTTTTTTTTTTTTTTTCCGGGTGCAGTGGCTCACGCCTGTC	162
rs10891644_T	TTTTTTTTTTTTTTTTCCGGGTGCAGTGGCTCACGCCTGTA	164
rs55675450_modify	P-TTATGAGAAGAAAAAAATTACAAGCTTTTTTTTT – FAM	
rs55675450_A	TTTTTTTTTTTTTTTTTAGCTAAAGCCTAATATCAAGGTTAT	166
rs55675450_G	TTTTTTTTTTTTTTTTTAGCTAAAGCCTAATATCAAGGTTAC	168
rs2155806_modify	P-TGTAGGCCTTCTGCTTGATTTTGCGTTTTTTTTTTT – FAM	
rs2155806_C	TTTTTTTTTTTTTTTTTACTTTGGGTGATAATGGTATGCCAG	170
rs2155806_T	TTTTTTTTTTTTTTTTTACTTTGGGTGATAATGGTATGCCAA	172
rs7109984_modify	P-AGGTGGGCATATCACAAGGTCAGGATTTTTTTTT – FAM	
rs7109984_C	TTTTTTTTTTTTTTTTTGTCATCTCAGCACTTTGGGAGGCCG	174
rs7109984_T	TTTTTTTTTTTTTTTTTGTCATCTCAGCACTTTGGGAGGCCA	176
rs2301128_modify	P-CAGGAATTTTAAGGTCTAGGAGAAGTTTTTTTTT – FAM	
rs2301128_A	TTTTTTTTTTTTTTTTCCAATCCAGGGTGGAGGCATGTTGT	178
rs2301128_G	TTTTTTTTTTTTTTTTCCAATCCAGGGTGGAGGCATGTTGC	180

2.1.3.3 SNPs 基因分型

采用聚合酶链式反应—连接酶检测反应（Polymerase Chain Reaction-Ligase Detection Reaction，PCR-LDR）检测各 SNP 位点的基因型。其原理是利用高温连接酶实现对基因多态性位点的识别。先通过多重 PCR（Multiplex PCR）获得含有待检测突变位点的基因片断，然后进行多重 LDR（Multiplex LDR），最后通过测序仪电泳读取检测结果。

2.1.4 行为学测试

除了遗传因素外，其他与三高症相关的因素通常可以归纳为饮食习惯、体育锻炼、生活方式和个性心理特征。为了了解 NNMT 基因 SNP 是否会对这些因素产生影响，我们对"三高症易感人群"和"三高症非易感人群"就这些因素进行了问卷调查。具体的调查指标将在研究结果中呈现。

2.1.5 生理学测试

体成分采用 X-SCAN PLUS 体成分分析仪进行测试，测试分析指标包括身高、体重和体脂百分比（Body fat percentage，BF%）。测试在早晨空腹时进行，测试时：①受试者穿背心（或薄单衣）、运动短裤，微微挺胸、收腹，赤脚站立于脚电极上；②依照电脑提示，输入个人资料；③受试者手握手电极，手臂自然下垂、外展，静止不动；④开始测试，大拇指按键（直至测试结束），在测试过程中禁止移动或与他人说话、接触，也不得松开抓握电极的手指或者移动踩在电极板上的脚；⑤测试结束后打印测试报告，再输入电脑并进行数据处理。

参考 Schneeweiss 等的方法[18]，静息能量代谢率（Resting energy expenditure rate，REE）和呼吸商（Respiratory quotient，RQ）利用心肺功能分析仪（Metalyzer 3B，Cortex Biophysik GmbH，Leipzig，Germany）进行测试。测试安排在 24 ℃安静的房间内进行，具体测试时间为早上 8：00—9：00。受试者禁食一晚后（12 h），在测试前 30 min 进入房间，保持静坐姿势，在完全静息状态下完成耗氧量和二氧化碳产生量的测试。测试完成后，根据 Weir 公式计算 REE[19]：$REE = 3.9 \times O_2$ 消耗率 $+ 1.1 \times CO_2$ 产生率，并计算单位体表面积的 REE（REEU）：REEU = REE/体表面积（Body surface area，BSA）。BSA 利用 Stevenson 公式计算[20]：BSA（m^2）= 0.0061 × 身高（cm）+ 0.0128 × 体重（kg）− 0.1529。

2.1.6　代谢组学

2.1.6.1　样品预处理与 UPLC-QTOF 数据采集

经过 48 h 饮食控制（志愿者这段时间内，只允许食用课题组提供的标准食物、水果和水）和 12 h 空腹后，收集志愿者的晨尿（中段尿）。200 μL 晨尿与 800 μL 超纯水混合后，13 000×g、4 ℃高速离心 10 min。取上清液进液质联用仪（Waters Corp，Milford，MA）进行数据采集。色谱系统及信号采集参数：色谱仪，ACQUITY UPLC 系统（Waters）；进样量，4 μL；色谱柱，反相柱（Waters 100 mm×2.1 mm ACQUITY 1.7 μm C18 Column）；A 流动相，含 2% 乙腈和 0.1% 甲酸的超纯水；B 流动相，含 0.1% 甲酸的乙腈（色谱纯，Merck）；流速，0.2 mL/min；梯度，100% A ~ 70% A（2 min）、65% A（3.5 min）、10% A（6 min），到第 7 分钟时切换为 100% B，并保持 3 min，然后再切换为 100% A（11 min），并保持 2 min。

质谱仪（Waters Xevo G2™ QTOF-MS）在正离子模式（ESI+）下采集数据：毛细管电压，2.5 kV；锥孔电压，20 V；源温 120 ℃；吹扫气温度 400 ℃；吹扫气流 750 L/h；锥孔气流 50 L/h。亮氨酸脑啡肽（Leucine Enkephalin，LE）锁定质量数并进行实时质量数校正。质谱扫描模式为全息扫描（MS^E），扫描范围 50 ~ 1100 m/z，碰撞能量为 10 ~ 30 eV。

2.1.6.2　数据预处理与模式识别

首先利用 MarkerLynx 4.1（Waters Corp，Milford，MA）软件对液质联用数据进行解卷积和 Markers 提取；然后相对于整个图谱进行数据标准化处理后，对所产生的数据矩阵进行正交信号校正（Orthogonal signal correction，OSC）；最后利用主成分分析模型进行模式识别分析（Principal component analysis，PCA）[21]。

2.1.6.3　代谢物识别

代谢物识别分两步进行：首先根据精确质量数和碎片信息进行数据库查询与对比，初步确定所提取的离子色谱峰所代表的代谢物，主要查询的数据库包括 Human Metabolome Database、Lipid MAPS 和 METLIN；然后购买标准品上机测试，通过和标准品的信号进行对比，进一步确定该代谢产物。

2.1.7　统计学

使用 IBM SPSS 软件（Statistics 20.0，SPSS Inc.，Chicago，IL，USA）

进行统计分析处理。所有数据用均数 ± 标准差表示，问卷调查的相关指标分析采用逻辑回归分析、卡方检验、独立样本 T 检验；HW 平衡（Hardy-Weinberg equilibrium，HWE）及 SNPs 等位基因分布频率与基因型分布频率分析采用 SHEsis 软件进行计算分析（http：//analysis. bio-x. cn）[22]；SNP 位点的基因型遗传效应分析采用非条件 Logistic 回归分析计算出优势比及 95% 的可信区间，不同基因型与静息能量代谢的比较选用独立样本 T 检验进行统计处理。显著性水平为 $P < 0.05$，非常显著性水平为 $P < 0.01$。多重比较利用 Bonferroni 法进行校正，校正后显著性水平为 $P < 0.0026$。

2.2 结果与讨论

2.2.1 NNMT 基因型和等位基因频率分析

19 个 SNPs 的基因型和等位基因频率在高血糖 Case 组与对照组之间、高血脂 Case 组与对照组之间和高血压 Case 组与对照组之间的分布情况分别如表 2-3、表 2-4 和表 2-5 所示。其中，高血糖 Case 组与对照组之间既符合 HWE（$P > 0.05$），又具有显著性差异（$P < 0.0026$）的位点共有 2 个（表 2-3）；高血脂 Case 组与对照组之间只有 1 个（表 2-4）；高血压 Case 组与对照组之间也只有 1 个（rs1941404）（表 2-5）。将表 2-3、表 2-4 和表 2-5 中 Case 组与对照组之间既符合 HWE（$P > 0.05$），又具有显著性差异（$P < 0.0026$）的 SNP 位点汇总成表 2-6 后，我们发现 rs1941404 是唯一的一个位点，既符合 HWE（$P > 0.05$），又在高血糖病例组与对照组之间、高血脂病例组与对照组之间和高血压病例组与对照组之间都具有显著性差异，并且 P 值最小。这一结果表明，NNMT 基因多态性与三高症之间都具有高度的关联性，并且其中的 rs1941404 位点的变异对三高症具有最为明显的调节作用，因此本书后续的分析将主要围绕 rs1941404 进行。

表 2-3　高血糖病例组（Case）与对照组（Ctrl）之间基因型和等位基因频率分布

SNPs		等位基因		P	基因型			HWE	P
rs25111	Case	C:419(0.67)	T:209(0.33)	0.087	CC:140(0.45)	CT:139(0.44)	TT:35(0.11)	0.22	0.150
53	Ctrl	C:390(0.62)	T:238(0.38)		CC:166(0.37)	CT:158(0.50)	TT:40(0.13)		

续表

SNPs		等位基因		P	基因型			HWE	P
rs50597	Case	A:355(0.59)	C:251(0.41)	0.105	AA:107(0.35)	AC:141(0.47)	CC:55(0.18)	0.23	0.107
8	Ctrl	A:338(0.54)	C:288(0.46)		AA:86(0.28)	AC:166(0.53)	CC:61(0.20)		
rs69453	Case	A:206(0.34)	G:404(0.66)	0.934	AA:40(0.13)	AG:126(0.41)	GG:139(0.46)	0.01	0.020
9	Ctrl	A:210(0.34)	G:416(0.67)		AA:25(0.08)	AG:160(0.51)	GG:128(0.41)		
rs12285	Case	C:379(0.60)	T:251(0.40)	0.319	CC:115(0.37)	CT:149(0.47)	TT:51(0.16)	0.02	0.103
641	Ctrl	C:390(0.63)	T:230(0.37)		CC:113(0.37)	CT:164(0.53)	TT:33(0.11)		
rs11214	Case	A:192(0.32)	G:418(0.69)	0.030	AA:34(0.11)	AG:124(0.41)	GG:147(0.48)	0.01	0.002
926	Ctrl	A:162(0.26)	G:464(0.74)		AA:12(0.04)	AG:138(0.44)	GG:163(0.52)		
rs71099	Case	C:542(0.86)	T:88(0.14)	0.960	CC:230(0.73)	CT:82(0.27)	TT:3(0.01)	0.35	0.900
84	Ctrl	C:534(0.86)	T:86(0.14)		CC:228(0.74)	CT:78(0.25)	TT:4(0.01)		
rs10891	Case	G:419(0.67)	T:209(0.33)	0.296	GG:141(0.45)	GT:137(0.44)	TT:36(0.12)	0.09	0.362
644	Ctrl	G:428(0.70)	T:188(0.31)		GG:155(0.50)	GT:118(0.38)	TT:35(0.11)		
rs55675	Case	A:97(0.15)	G:531(0.85)	0.919	AA:11(0.04)	AG:75(0.24)	GG:228(0.73)	0.11	0.993
450	Ctrl	A:96(0.15)	G:534(0.85)		AA:11(0.04)	AG:74(0.24)	GG:230(0.73)		
rs22441	Case	A:314(0.52)	G:296(0.49)	0.424	AA:78(0.26)	AG:158(0.52)	GG:69(0.23)	001	0.258
75	Ctrl	A:308(0.49)	G:318(0.51)		AA:64(0.20)	AG:180(0.58)	GG:69(0.22)		
rs28474	Case	A:202(0.33)	G:408(0.67)	0.417	AA:31(0.10)	AG:140(0.46)	GG:134(0.44)	0.14	0.596
92	Ctrl	A:221(0.35)	G:405(0.65)		AA:33(0.11)	AG:155(0.50)	GG:125(0.40)		
rs28524	Case	C:339(0.56)	T:271(0.44)	0.231	CC:91(0.30)	CT:157(0.52)	TT:57(0.19)	0.11	0.387
32	Ctrl	C:369(0.59)	T:257(0.41)		CC:102(0.33)	CT:165(0.53)	TT:46(0.15)		
rs46463	Case	A:397(0.65)	T:213(0.35)	0.008	AA:132(0.43)	AT:133(0.44)	TT:40(0.13)	0.04	0.004
35	Ctrl	A:360(0.58)	T:264(0.42)		AA:95(0.30)	AT:170(0.55)	TT:47(0.15)		
rs38191	Case	A:363(0.60)	G:247(0.41)	0.000	AA:105(0.34)	AG:153(0.50)	GG:47(0.15)	0.16	0.001
00	Ctrl	A:309(0.49)	G:317(0.51)		AA:70(0.22)	AG:169(0.54)	GG:74(0.24)		
rs22562	Case	C:282(0.46)	G:334(0.54)	0.003	CC:68(0.22)	CG:146(0.47)	GG:94(0.31)	0.13	0.003
92	Ctrl	C:236(0.38)	G:392(0.62)		CC:38(0.12)	CG:160(0.51)	GG:116(0.37)		
rs23011	Case	A:90(0.14)	G:538(0.86)	0.280	AA:9(0.03)	AG:72(0.23)	GG:233(0.74)	0.50	0.558
28	Ctrl	A:77(0.12)	G:551(0.88)		AA:6(0.02)	AG:65(0.21)	GG:243(0.77)		
rs19414	Case	C:321(0.54)	T:273(0.46)	0.000	CC:93(0.31)	CT:135(0.46)	TT:69(0.23)	0.09	0.000
04	Ctrl	C:268(0.43)	T:358(0.57)		CC:50(0.16)	CT:168(0.54)	TT:95(0.30)		

续表

SNPs		等位基因		P	基因型			HWE	P
rs215580 6	Case	C:63(0.10)	T:565(0.90)	0.374	CC:4(0.01)	CT:55(0.18)	TT:255(0.81)	0.90	0.609
	Ctrl	C:73(0.12)	T:557(0.88)		CC:4(0.01)	CT:65(0.21)	TT:246(0.78)		
rs194139 9	Case	A:98(0.16)	C:512(0.84)	0.681	AA:4(0.01)	AC:90(0.30)	CC:211(0.69)	0.68	0.267
	Ctrl	A:106(0.17)	C:520(0.83)		AA:10(0.03)	AC:86(0.28)	CC:2170.69)		
rs464633 7	Case	A:550(0.88)	G:76(0.12)	0.762	AA:238(0.76)	AG:74(0.24)	GG:1(0.00)	0.33	0.081
	Ctrl	A:557(0.88)	G:73(0.12)		AA:248(0.79)	AG:61(0.19)	GG:6(0.02)		

注：HWE，HW 平衡（Hardy-Weinberg equilibrium）。

表2-4 高血脂病例组（Case）与对照组（Ctrl）之间基因型和等位基因频率分布

SNPs		等位基因		P	基因型			HWE	P
rs251115 3	Case	C:378(0.68)	T:182(0.33)	0.052	CC:125(0.45)	CT:128(0.46)	TT:27(0.10)	0.22	0.131
	Ctrl	C:390(0.62)	T:238(0.38)		CC:116(0.37)	CT:158(0.50)	TT:40(0.13)		
rs505978	Case	A:322(0.59)	G:222(0.41)	0.074	AA:96(0.35)	AC:130(0.48)	CC:46(0.17)	0.23	0.124
8	Ctrl	A:338(0.54)	G:288(0.46)		AA:86(0.28)	AC:166(0.53)	CC:61(0.20)		
rs694539	Case	A:192(0.35)	G:354(0.65)	0.560	AA:40(0.15)	AG:112(0.41)	GG:121(0.44)	0.01	0.009
9	Ctrl	A:210(0.34)	G:416(0.67)		AA:25(0.08)	AG:160(0.51)	GG:128(0.41)		
rs122856 41	Case	C:327(0.58)	T:235(0.42)	0.097	CC:97(0.35)	CT:133(0.47)	TT:51(0.18)	0.02	0.032
	Ctrl	C:390(0.63)	T:230(0.37)		CC:113(0.36)	CT:164(0.53)	TT:33(0.11)		
rs112149 26	Case	A:174(0.32)	G:372(0.68)	0.024	AA:34(0.13)	AG:106(0.39)	GG:133(0.49)	0.01	0.001
	Ctrl	A:162(0.26)	G:464(0.74)		AA:12(0.04)	AG:138(0.44)	GG:163(0.52)		
rs710998 4	Case	C:491(0.87)	T:71(0.13)	0.531	CC:211(0.75)	CT:69(0.25)	TT:1(0.00)	0.35	0.452
	Ctrl	C:534(0.86)	T:86(0.14)		CC:228(0.74)	CT:78(0.25)	TT:4(0.01)		
rs108916 44	Case	G:366(0.66)	T:192(0.34)	0.155	GG:116(0.42)	GT:134(0.48)	TT:29(0.10)	0.09	0.056
	Ctrl	G:428(0.70)	T:188(0.31)		GG:155(0.50)	GT:118(0.38)	TT:35(0.11)		
rs556754 50	Case	A:88(0.16)	G:472(0.84)	0.821	AA:9(0.03)	AG:70(0.25)	GG:201(0.72)	0.11	0.903
	Ctrl	A:96(0.15)	G:534(0.85)		AA:11(0.04)	AG:74(0.24)	GG:230(0.73)		
rs224417 5	Case	A:288(0.53)	G:258(0.47)	0.226	AA:71(0.26)	AG:146(0.54)	GG:56(0.21)	0.01	0.280
	Ctrl	A:308(0.49)	G:318(0.51)		AA:64(0.20)	AG:180(0.58)	GG:69(0.22)		
rs284749 2	Case	A:192(0.35)	G:354(0.65)	0.960	AA:36(0.13)	AG:120(0.44)	GG:117(0.43)	0.14	0.345
	Ctrl	A:221(0.35)	G:405(0.65)		AA:33(0.11)	AG:155(0.50)	GG:125(0.40)		
rs285243 2	Case	C:290(0.53)	T:256(0.47)	0.045	CC:73(0.27)	CT:144(0.53)	TT:56(0.21)	0.11	0.105
	Ctrl	C:369(0.59)	T:257(0.41)		CC:102(0.33)	CT:165(0.53)	TT:46(0.15)		

续表

SNPs		等位基因		P	基因型			HWE	P
rs4646335	Case	A:353(0.65)	T:193(0.35)	0.015	AA:115(0.42)	AT:123(0.45)	TT:35(0.13)	0.04	0.013
	Ctrl	A:360(0.58)	T:264(0.42)		AA:95(0.30)	AT:170(0.55)	TT:47(0.15)		
rs3819100	Case	A:317(0.58)	G:229(0.42)	0.003	AA:88(0.32)	AG:141(0.52)	GG:44(0.16)	0.16	0.009
	Ctrl	A:309(0.49)	G:317(0.51)		AA:70(0.22)	AG:169(0.54)	GG:74(0.24)		
rs2256292	Case	C:241(0.44)	G:309(0.56)	0.030	CC:53(0.19)	CG:135(0.49)	GG:87(0.32)	0.13	0.046
	Ctrl	C:236(0.38)	G:392(0.62)		CC:38(0.12)	CG:160(0.51)	GG:116(0.37)		
rs2301128	Case	A:75(0.13)	G:485(0.87)	0.560	AA:7(0.03)	AG:61(0.22)	GG:212(0.76)	0.50	0.831
	Ctrl	A:77(0.12)	G:551(0.88)		AA:6(0.02)	AG:65(0.21)	GG:243(0.77)		
rs1941404	Case	C:287(0.53)	T:251(0.47)	0.000	CC:83(0.31)	CT:121(0.45)	TT:65(0.24)	0.09	0.000
	Ctrl	C:268(0.43)	T:358(0.57)		CC:50(0.16)	CT:168(0.54)	TT:95(0.30)		
rs2155806	Case	C:57(0.10)	T:503(0.90)	0.437	CC:4(0.01)	CT:49(0.18)	TT:227(0.81)	0.90	0.621
	Ctrl	C:73(0.12)	T:557(0.88)		CC:4(0.01)	CT:65(0.21)	TT:246(0.78)		
rs1941399	Case	A:89(0.16)	C:457(0.84)	0.772	AA:5(0.02)	AC:79(0.29)	CC:189(0.69)	0.68	0.557
	Ctrl	A:106(0.17)	C:520(0.83)		AA:10(0.03)	AC:86(0.28)	CC:217(0.69)		
rs4646337	Case	A:489(0.88)	G:69(0.12)	0.680	AA:212(0.76)	AG:65(0.23)	GG:2(0.01)	0.33	0.250
	Ctrl	A:557(0.88)	G:73(0.12)		AA:248(0.79)	AG:61(0.19)	GG:6(0.02)		

注：HWE，HW 平衡（Hardy - Weinberg equilibrium）。

表 2-5　高血压病例组（Case）与对照组（Ctrl）之间基因型和等位基因频率分布

SNPs		等位基因		P	基因型			HWE	P
rs2511153	Case	C:201(0.67)	T:101(0.33)	0.186	CC:66(0.44)	CT:69(0.46)	TT:16(0.11)	0.22	0.363
	Ctrl	C:390(0.62)	T:238(0.38)		CC:116(0.37)	CT:158(0.50)	TT:40(0.13)		
rs505978	Case	A:176(0.60)	C:120(0.41)	0.119	AA:53(0.36)	AC:70(0.47)	CC:25(0.17)	0.23	0.190
	Ctrl	A:338(0.54)	C:288(0.46)		AA:86(0.28)	AC:166(0.53)	CC:61(0.19)		
rs694539	Case	A:105(0.35)	G:193(0.65)	0.613	AA:20(0.13)	AG:65(0.44)	GG:64(0.43)	0.01	0.115
	Ctrl	A:210(0.34)	G:416(0.67)		AA:25(0.08)	AG:160(0.51)	GG:128(0.41)		
rs12285641	Case	C:177(0.58)	T:127(0.42)	0.170	CC:50(0.33)	CT:77(0.51)	TT:25(0.16)	0.02	0.202
	Ctrl	C:390(0.63)	T:230(0.37)		CC:113(0.37)	CT:164(0.53)	TT:33(0.11)		
rs11214926	Case	A:98(0.33)	G:200(0.67)	0.027	AA:19(0.13)	AG:60(0.40)	GG:70(0.47)	0.01	0.002
	Ctrl	A:162(0.26)	G:464(0.74)		AA:12(0.04)	AG:138(0.44)	GG:163(0.52)		
rs7109984	Case	C:268(0.88)	T:36(0.12)	0.392	CC:116(0.76)	CT:36(0.24)	TT:0(0.00)	0.35	0.340
	Ctrl	C:534(0.86)	T:86(0.14)		CC:228(0.74)	CT:78(0.25)	TT:4(0.01)		

续表

SNPs		等位基因		P	基因型			HWE	P
rs10891644	Case	G：202(0.66)	T：102(0.34)	0.352	GG：63(0.41)	GT：76(0.50)	TT：13(0.9)	0.09	0.056
	Ctrl	G：428(0.70)	T：188(0.31)		GG：155(0.50)	GT：118(0.38)	TT：35(0.11)		
rs55675450	Case	A：44(0.15)	G：258(0.85)	0.789	AA：5(0.03)	AG：34(0.23)	GG：112(0.74)	0.11	0.965
	Ctrl	A：96(0.15)	G：534(0.85)		AA：11(0.04)	AG：74(0.24)	GG：230(0.73)		
rs2244175	Case	A：150(0.50)	G：148(0.50)	0.747	AA：35(0.24)	AG：80(0.54)	GG：34(0.23)	0.01	0.696
	Ctrl	A：308(0.49)	G：318(0.51)		AA：64(0.20)	AG：180(0.58)	GG：69(0.22)		
rs2847492	Case	A：99(0.33)	G：199(0.67)	0.534	AA：16(0.11)	AG：67(0.45)	GG：66(0.44)	0.14	0.637
	Ctrl	A：221(0.35)	G：405(0.65)		AA：33(0.11)	AG：155(0.50)	GG：125(0.40)		
rs2852432	Case	C：163(0.55)	T：135(0.45)	0.222	CC：41(0.28)	CT：81(0.54)	TT：27(0.18)	0.11	0.441
	Ctrl	C：369(0.59)	T：257(0.41)		CC：102(0.33)	CT：165(0.53)	TT：46(0.15)		
rs4646335	Case	A：180(0.60)	T：118(0.40)	0.435	AA：53(0.36)	AT：74(0.50)	TT：22(0.15)	0.04	0.529
	Ctrl	A：360(0.58)	T：264(0.42)		AA：95(0.30)	AT：170(0.55)	TT：47(0.15)		
rs3819100	Case	A：165(0.55)	G：133(0.45)	0.088	AA：43(0.29)	AG：79(0.53)	GG：27(0.18)	0.16	0.205
	Ctrl	A：309(0.49)	G：317(0.51)		AA：70(0.22)	AG：169(0.54)	GG：74(0.24)		
rs2256292	Case	C：127(0.42)	G：173(0.58)	0.165	CC：24(0.16)	CG：79(0.53)	GG：47(0.31)	0.13	0.346
	Ctrl	C：236(0.38)	G：392(0.62)		CC：38(0.12)	CG：160(0.51)	GG：116(0.37)		
rs2301128	Case	A：35(0.12)	G：267(0.88)	0.768	AA：2(0.01)	AG：31(0.21)	GG：118(0.78)	0.50	0.899
	Ctrl	A：77(0.12)	G：551(0.88)		AA：6(0.02)	AG：65(0.21)	GG：243(0.77)		
rs1941404	Case	C：156(0.52)	T：144(0.49)	0.009	CC：45(0.30)	CT：66(0.44)	TT：39(0.26)	0.09	0.002
	Ctrl	C：268(0.43)	T：358(0.57)		CC：50(0.16)	CT：168(0.54)	TT：95(0.30)		
rs2155806	Case	C：28(0.09)	T：274(0.91)	0.287	CC：1(0.01)	CT：26(0.17)	TT：124(0.82)	0.90	0.557
	Ctrl	C：73(0.12)	T：557(0.88)		CC：4(0.01)	CT：65(0.21)	TT：246(0.78)		
rs1941399	Case	A：44(0.15)	C：254(0.85)	0.404	AA：2(0.01)	AC：40(0.27)	CC：107(0.72)	0.68	0.487
	Ctrl	A：106(0.17)	C：520(0.83)		AA：10(0.03)	AC：86(0.28)	CC：217(0.69)		
rs4646337	Case	A：264(0.88)	G：36(0.12)	0.855	AA：114(0.76)	AG：36(0.24)	GG：0(0.00)	0.33	0.135
	Ctrl	A：557(0.88)	G：73(0.12)		AA：248(0.79)	AG：61(0.19)	GG：6(0.02)		

注：HWE，HW平衡（Hardy-Weinberg equilibrium）。

表2-6　病例组（Case）与对照组（Ctrl）之间基因型和等位基因频率分布

SNPs		等位基因		P	基因型			HWE	P
				高血糖病例组与对照组					
rs3819100	Case	A：363(0.60)	G：247(0.41)	0.000	AA：105(0.34)	AG：153(0.50)	GG：47(0.15)	0.16	0.001
	Ctrl	A：309(0.49)	G：317(0.51)		AA：70(0.22)	AG：169(0.54)	GG：74(0.24)		

续表

SNPs		等位基因		P	基因型			HWE	P
rs19414	Case	C:319(0.54)	T:273(0.46)	0.000	CC:92(0.31)	CT:135(0.46)	TT:69(0.23)	0.09	0.000
04	Ctrl	C:268(0.43)	T:358(0.57)		CC:50(0.16)	CT:168(0.54)	TT:95(0.30)		
				高血脂病例组与对照组					
rs19414	Case	C:287(0.53)	T:251(0.47)	0.000	CC:83(0.31)	CT:121(0.45)	TT:65(0.24)	0.09	0.000
04	Ctrl	C:268(0.43)	T:358(0.57)		CC:50(0.16)	CT:168(0.54)	TT:95(0.30)		
				高血压病例组与对照组					
rs19414	Case	C:150(0.51)	T:144(0.49)	0.020	CC:42(0.29)	CT:66(0.45)	TT:39(0.27)	0.09	0.002
04	Ctrl	C:268(0.43)	T:358(0.57)		CC:50(0.16)	CT:168(0.54)	TT:95(0.30)		

注：HWE，HW 平衡（Hardy – weinberg equilibrium）。

如前所述，rs694539 是 NNMT 基因 SNPs 中被研究的最多的一个位点，并且已经有很多报道证明了它与某些心脑血管病的关联性，如同型半胱氨酸血症[11]、先天性心脏病[15]、腹主动脉疾病[16]、偏头痛[23]、非酒精性脂肪性肝炎[24]、双相情感障碍[25]、癫痫[26]、精神分裂症[27]等。本研究中，它的基因型频率分布在高血糖 Case 组与对照组之间（表 2-3），高血脂 Case 组与对照组（表 2-4）之间及高血压 Case 组与对照组之间（表 2-5）都没有显著性差异（$P > 0.0026$），并且不符合 HWE 原则（$P < 0.05$），因此放弃了对它的进一步分析。SNP 等位基因频率分布存在明显的种族和地域差异，现有的 rs694539 变异与疾病的关联性的报道都是以西班牙人、日本人和以色列人为研究对象，而本研究以中国汉族人群为研究对象，这可能是研究结果具有差异的主要原因。

2.2.2　rs1941404 变异的遗传模式分析

基因变异的效应通常采用隐性遗传模型、显性遗传模型、加性遗传模型和共显性遗传模型分析。但是需要注意的是这些遗传模型并不是相互独立的，有时候几种遗传模型会同时出现显著性意义。为了更准确地反映基因型变异的遗传模式，Zintzaras 与 Santos 等引入了显性度（Degree of dominance，h）这一指标，并提供了一整套方法来确定其遗传模式[28]。

如表 2-7 所示，无论是高血糖、高血脂还是高血压，rs1941404 变异均属于典型的隐性遗传模式。从 OR 值来看，变异型纯合子（CC 型）患高血糖、高血脂和高血压的概率分别为其他两种基因型（TT + CT）的 2.372 倍、

表 2-7　rs1941404 变异的遗传模式分析

三高症	遗传模式	基因型	疾病组	对照组	OR(95% CI)	P	h
高血糖	隐性	CC	92(0.65)	50(0.35)	2.372	0.000	-0.34
		TT + CT	204(0.44)	263(0.56)	(1.606,3.503)		
	显性	CC + CT	227(0.51)	218(0.49)	1.434	0.051	
		TT	69(0.42)	95(0.58)	(0.999,2.058)		
	加性	CC	92(0.65)	50(0.35)	2.533	0.000	
		TT	69(0.42)	95(0.58)	(1.594,4.026)		
	共显性	CT	135(0.45)	168(0.55)	0.724	0.047	
		CC + TT	161(0.53)	145(0.47)	(0.526,0.996)		
高血脂	隐性	CC	83(0.62)	50(0.38)	2.347	0.000	-0.39
		TT + CT	186(0.41)	263(0.59)	(1.577,3.494)		
	显性	CC + CT	204(0.48)	218(0.52)	1.368	0.096	
		TT	65(0.41)	95(0.59)	(0.946,1.978)		
	加性	CC	83(0.62)	50(0.38)	2.426	0.000	
		TT	65(0.41)	95(0.59)	(1.514,3.889)		
	共显性	CT	121(0.42)	168(0.58)	0.706	0.037	
		CC + TT	148(0.51)	145(0.49)	(0.509,0.979)		
高血压	隐性	CC	42(0.46)	50(0.54)	2.104	0.002	-0.49
		TT + CT	105(0.29)	263(0.71)	(1.317,3.361)		
	显性	CC + CT	108(0.48)	118(0.52)	0.829	0.401	
		TT	39(0.29)	95(0.71)	(0.535,1.285)		
	加性	CC	42(0.46)	50(0.54)	2.046	0.011	
		TT	39(0.29)	95(0.71)	(1.175,3.562)		
	共显性	CT	66(0.28)	168(0.72)	0.703	0.080	
		CC + TT	81(0.36)	145(0.64)	(0.474,1.043)		

注：h（显性度）= ln（OR_{CO}）/ln（OR_a），其中，OR_{CO} 为共显性模式 OR 值；OR_a 为加性模式 OR 值。

2.347 倍和 2.104 倍，也是 TT 型的 2.533 倍、2.426 倍和 2.046 倍；从 Codominant 遗传模式分析结果和 h 值来看，对于高血糖和高血脂来说，rs1941404 变异具有一定的共显性遗传效应（$P < 0.05$），但是对于高血压来说，共显性遗传效应不明显（$P > 0.05$）。总体来说，杂合子 CT 型实验对象的患病概率和 TT 型非常接近。因此，在后面的分析中，将以隐性遗传模式为基础，围绕 CC 型与 TT + CT 型之间的差异进行。

2.2.3　rs1941404 变异对行为学指标的影响

如表 2-8 所示，rs1941404 变异对饮食爱好和锻炼习惯的影响不明显（$P > 0.05$），但是对生活方式和个性心理特征的个别指标却产生了非常显著性影响（$P < 0.01$）。从表 2-8 可以看出，CC 型受试者每天上网时间超过 2 h 的比例为 64%，远低于 CT + TT 型受试者的 79%（$P < 0.01$）；CC 型受试者脾气暴躁的比例为 29%，远高于 CT + TT 型受试者的 12%（$P < 0.01$）。从 OR 值来看，CC 型每天上网超过 2 h 的概率只有 CT + TT 型的 0.463，而脾气暴躁的概率却是 CT + TT 型的 3.037 倍。三高症的病理机制非常复杂，据流行病学研究报道，除遗传因素外，三高症可能还与饮食爱好、锻炼习惯、生活方式及个性心理特征等多种因素相关。从本研究的结果来看，CC 型受试者每天的上网时间相对较短，脾气较为暴躁，但这是否与糖尿病的形成有关，还需要更多的实验进行验证。

表 2-8　rs1941404 变异对饮食爱好、锻炼习惯、生活方式和个性心理特征的影响

因素	指标	类别	CC 型	CT + TT 型	OR	P
饮食爱好	零食爱好者	是	36 (0.23)	121 (0.77)	1.051	0.829
		否	77 (0.22)	272 (0.78)		
	饮料爱好者	是	75 (0.22)	266 (0.78)	0.942	0.793
		否	38 (0.23)	127 (0.77)		
	肉食爱好者	是	105 (0.23)	353 (0.77)	1.487	0.325
		否	8 (0.17)	40 (0.83)		
	素食爱好者	是	97 (0.24)	313 (0.76)	1.550	0.141
		否	16 (0.17)	80 (0.83)		
锻炼习惯	2 次以上/周	是	73 (0.23)	244 (0.77)	1.114	0.626
		否	40 (0.21)	149 (0.79)		
	1 h 以上/次	是	35 (0.25)	107 (0.75)	1.199	0.435
		否	78 (0.21)	286 (0.79)		

续表

因素	指标	类别	CC 型	CT + TT 型	*OR*	*P*
生活方式	常熬夜	是	48 （0.20）	194 （0.80）	0.757	0.197
		否	65 （0.25）	199 （0.75）		
	常吸烟	是	17 （0.28）	44 （0.72）	1.405	0.270
		否	96 （0.22）	349 （0.78）		
	常喝酒	是	3 （0.15）	17 （0.85）	0.603	0.426
		否	110 （0.23）	376 （0.77）		
	外出主要靠走	是	98 （0.21）	361 （0.79）	0.579	0.101
		否	15 （0.32）	32 （0.68）		
	步行 2 km 以上/天	是	70 （0.23）	238 （0.77）	1.060	0.790
		否	43 （0.22）	155 （0.78）		
	上网 2 h 以上/天	是	72 （0.19）	311 （0.81）	0.463	0.001
		否	41 （0.33）	82 （0.67）		
个性心理	自感压力很大	是	42 （0.24）	132 （0.76）	1.170	0.480
		否	71 （0.21）	261 （0.79）		
	脾气暴躁	是	33 （0.41）	47 （0.59）	3.037	0.000
		否	80 （0.19）	346 （0.81）		
	焦虑	是	42 （0.25）	126 （0.75）	1.254	0.310
		否	71 （0.21）	267 （0.79）		

2.2.4　rs1941404 变异对生理学指标的影响

如图 2-2 所示，CC 型受试者和 CT + TT 型受试者的体脂百分比（BF%）基本相当，二者之间没有显著性差异（$P > 0.05$），但是 CC 型受试者的静息能量代谢率（REF）和单位体表面积静息能量代谢率（REEU）明显低于 CT + TT 型受试者（$P < 0.05$），而 CC 型受试者的呼吸商（RQ）则明显高于 CT + TT 型受试者（$P < 0.05$）。

可见，虽然从目前来看，CC 型受试者的 BF% 并不比 CT + TT 型高，但是从长期来看，由于 CC 型的 REE 和 REEU 相对较低，因此 CC 型基因携带

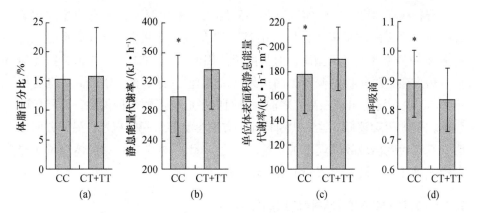

注：＊为与 CT + TT 型受试者相比，*P* < 0.05。

图 2–2　rs1941404 变异对体脂百分比、静息能量代谢率、
单位体表面积静息能量代谢率及呼吸商的影响

者日后将更容易表现出肥胖的症状，因为较低的 REE 和 REEU 是导致肥胖
最重要的一个因素。RQ 的值反映了机体利用不同能量物质供能的比例，从
RQ 的比较结果来看，CC 型受试者的 RQ 更高，也更接近于 1，说明他们在
静息状态下利用葡萄糖供能的比例更高。可见在还未出现三高症之前，
NNMT 三高症易感基因型携带者的葡萄糖代谢更加旺盛，另外也反映了他们
的脂代谢相对较弱。而这种代谢特征，可能是导致他们易于出现三高症状的
重要原因。

　　理论上讲，NNMT 基因变异对机体的能量代谢具有明显的作用并不奇
怪。NNMT 的生理作用就是转移 SAM 的甲基，催化 Nam 的甲基化，生成
Me-Nam。首先，Nam 是 NAD^+ 的前体物质，Nam 甲基化将直接影响 NAD^+
的水平，而 NAD^+ 是机体能量代谢的关键辅酶，直接参与了有氧氧化的全过
程，NAD^+ 水平的变化会直接影响机体的能量代谢过程。其次，SAM 不但是
烟酰胺的甲基供体，同时也是 DNA 甲基化过程中甲基的主要来源，因此，
NNMT 水平的变化将直接影响到多种蛋白的基因表达。张钧利用基因芯片技
术对 NNMT 转染前后的 SW480 细胞株进行了比较分析[29]，结果发现，转染
前后表达差异超过 2 倍的基因有 30 多个，并且这些基因大部分与糖、脂代
谢及氧化呼吸链有关。Kraus 等发现 NNMT 基因低表达可以明显降低小鼠
NNMT 的表达、显著增加小鼠在静息状态的耗氧量[7]。从这些报道来看，大
部分研究都证明了 NNMT 对能量代谢具有显著的调节作用。

流行病学研究早已证实三高症与肥胖或能量代谢失衡具有明显的相关性。从本研究的结果来看，虽然在 17～22 岁这一年龄阶段的 CC 型受试者的 BF% 并不比 CT + TT 型高，但是由于他们的 REE 和 REEU 更低，因此他们今后出现肥胖症状的概率更高。另外，CC 型受试者的 RQ 更高，也更接近于 1，说明还未出现三高症之前，他们更多地利用葡萄糖供能，而脂代谢供能比例则相对较低。这一代谢特征一方面容易导致脂肪积累，另一方面也为日后糖代谢出现故障埋下了伏笔。可见，rs1941404 变异对机体能量代谢的影响是导致三高症出现的主要生理机制。

2.2.5　rs1941404 变异对代谢组的影响

剔除无效 Markers（代谢物峰）后（在任意一组样本中，只要半数以上未检测到该峰，则定义为无效 Marker），Markerlynx 从尿液样本 LC-MS 数据中提取出的有效 Markers 为 1291 个。CC 型与 CT + TT 型之间的 T-Tests 结果显示这 1291 个 Markers 中与 rs1941404 变异显著性相关的 Markers 共有 53 个（$P < 0.05$）（表 2–9）。

表 2–9　烟酰胺 *N*–甲基转移酶 rs1941404 不同基因型（**CC vs. CT + TT**）
携带者尿液中代谢产物的相对水平比较

代谢产物编号	保留时间/min	质荷比（m/z）	N/个	CC 型	N/个	CT + TT 型	P
V009	6.92	90.5265	28	0.65 ± 0.98	117	1.45 ± 1.50	0.001
V026	2.32	103.0549	28	6.27 ± 1.73	117	5.29 ± 2.06	0.021
V033	2.57	115.0549	28	2.60 ± 1.37	117	2.03 ± 1.27	0.036
V034	2.57	117.0582	28	3.11 ± 1.50	117	2.50 ± 1.29	0.03
V035	2.32	118.0657	28	2.50 ± 0.87	117	1.94 ± 1.10	0.014
V036	2.57	118.0657	28	10.73 ± 5.19	117	8.84 ± 4.01	0.037
V039	1.63	119.0494	28	4.07 ± 1.51	117	3.32 ± 1.63	0.028
BF041	2.32	120.0815	28	35.73 ± 9.47	117	30.26 ± 10.28	0.011
V044	1.82	121.0653	28	1.39 ± 0.98	117	1.02 ± 0.84	0.045
V045	1.63	123.0446	28	5.36 ± 1.82	117	4.55 ± 1.97	0.049
V049	4.51	125.9868	28	2.21 ± 3.69	117	4.08 ± 4.52	0.026

续表

代谢产物编号	保留时间/min	质荷比（m/z）	N/个	CC 型	N/个	CT + TT 型	P
V053	5.92	125.9869	28	4.36 ± 3.08	117	2.80 ± 2.86	0.012
V054	1.78	125.9869	28	3.01 ± 2.01	117	4.20 ± 3.86	0.025
V072	2.57	132.0813	28	3.07 ± 1.16	117	2.56 ± 1.19	0.043
V080	1.63	136.0756	28	13.76 ± 4.73	117	11.50 ± 4.54	0.02
V088	1.4	139.0509	28	7.39 ± 2.89	117	5.83 ± 2.80	0.009
V092	2.57	142.0656	28	2.25 ± 1.16	117	1.62 ± 1.23	0.016
V100	2.57	144.0813	28	15.29 ± 7.31	117	12.46 ± 5.81	0.03
V106	5.43	146.5286	28	0.57 ± 0.52	117	0.94 ± 0.74	0.013
V107	1.63	147.0445	28	4.45 ± 1.72	117	3.62 ± 1.75	0.026
V132	2.57	159.0918	28	4.48 ± 1.72	117	3.75 ± 1.71	0.043
V145	1.63	165.0553	28	8.54 ± 2.85	117	7.30 ± 2.94	0.045
V149	2.32	166.0846	28	9.51 ± 2.79	117	8.23 ± 2.75	0.029
V165	2.56	170.0589	28	6.93 ± 3.30	117	5.71 ± 2.65	0.039
V197	1.63	182.0808	28	11.97 ± 3.70	117	9.82 ± 3.85	0.008
V208	2.57	188.0715	28	154.05 ± 57.93	117	129.17 ± 52.22	0.028
V286	1.35	217.1307	28	17.06 ± 10.86	117	12.12 ± 9.73	0.02
V418	5.69	255.2114	28	16.81 ± 5.18	117	14.55 ± 5.35	0.046
V428	7.11	257.2271	28	5.53 ± 1.98	117	4.37 ± 2.17	0.011
V557	7.11	286.1408	28	3.05 ± 1.08	117	2.24 ± 1.35	0.004
V584	7.37	293.2091	28	1.37 ± 1.73	117	2.36 ± 2.07	0.021
V596	5.45	296.6441	28	2.61 ± 1.03	117	2.18 ± 1.02	0.047
V647	5.54	306.2643	28	0.03 ± 0.04	117	0.11 ± 0.25	0.003
V664	3.85	310.6233	28	3.08 ± 1.12	117	2.55 ± 1.18	0.032
V681	3.7	313.2168	28	1.93 ± 1.10	117	1.37 ± 1.31	0.026
V735	7.96	329.2114	28	2.47 ± 0.78	117	2.89 ± 1.29	0.029
V773	7.91	338.342	28	7.30 ± 4.25	117	10.14 ± 7.31	0.009

代谢产物编号	保留时间/min	质荷比（m/z）	N/个	CC 型	N/个	CT + TT 型	P
V775	2.53	339.0692	28	2.52 ± 4.09	117	5.41 ± 12.54	0.04
V806	3.85	347.222	28	5.98 ± 2.32	117	4.95 ± 2.40	0.042
V808	4.78	347.2307	28	0.13 ± 0.15	117	0.32 ± 0.51	0.001
V809	5.88	347.2326	28	2.49 ± 0.63	117	2.84 ± 1.09	0.03
V883	7.88	379.2096	28	1.73 ± 0.58	117	2.04 ± 0.92	0.031
V970	5.43	429.1182	28	1.46 ± 0.64	117	1.80 ± 0.85	0.05
V1031	1.09	458.804	28	0.33 ± 0.51	117	0.58 ± 0.58	0.04
V1057	7.11	473.2509	28	6.30 ± 2.24	117	5.05 ± 2.52	0.017
V1083	7.11	495.2318	28	2.14 ± 0.98	117	1.52 ± 1.16	0.009
V1101	5.49	513.1369	28	0.35 ± 0.38	117	0.56 ± 0.39	0.013
V1107	7.9	521.3082	28	1.95 ± 1.35	117	2.62 ± 1.53	0.034
V1120	5.76	533.2722	28	1.99 ± 1.46	117	1.17 ± 1.19	0.002
V1121	7.11	535.2218	28	1.30 ± 0.83	117	0.89 ± 0.86	0.023
V1132	1.1	546.7573	28	0.22 ± 0.20	117	0.14 ± 0.17	0.03
V1205	2.21	626.2836	28	2.97 ± 1.00	117	2.33 ± 1.39	0.023
V1284	7.9	1019.5781	28	0.13 ± 0.14	117	0.27 ± 0.32	0.001

为了进一步探索 rs1941404 变异对代谢组的主要影响，并发现最为重要的代谢物质，我们利用这 53 个代谢物峰的积分数据进行了主成分分析（PCA），结果如图 2-3 所示。在前 3 个主成分构成的散点图上 [图 2-3（a）]，CC 型与 TT + CT 型样本出现了较为明显的分离；在对应的荷载图上 [图 2-3（b）]，3 个主成分上都有一个代谢物峰的荷载明显大于其他峰。这一结果表明，与 TT + CT 型相比 CC 型实验对象的代谢特征出现了较为明显的差异，并且这一差异主要是由 V208（rt：2.57 min，m/z：188.0715）、V775（rt：2.53 min，m/z：339.0692）和 V286（rt：1.35 min，m/z：217.1307）所代表的 3 种代谢物质所造成的。通过查阅代谢组学数据库和二级质谱碎片分析（图 2-4 至图 2-6），我们确定了这 3 个峰所代表的代谢物

质及其相关的代谢通路（表 2–10），并根据均值比较（T-Tests）的结果（表 2–9），确定了 rs1941404 变异对尿液中这 3 种物质的排泄量所造成的影响（表 2–10）。从结果来看，rs1941404 变异对 Tryptophan、Tyrosine 和 Arginine 这 3 种氨基酸的代谢通路产生了明显的影响；从这 3 种氨基酸代谢物质的变化及其生理功能来看，rs1941404 变异对这 3 种氨基酸的代谢通路的影响应该是其诱导三高症产生的主要代谢机制。

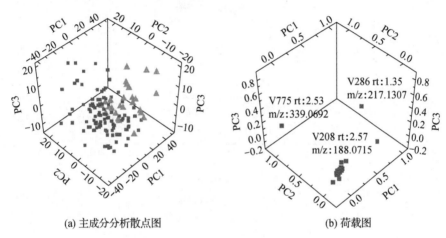

      (a) 主成分分析散点图   (b) 荷载图

注：PC 为主成分；rt 为保留时间（min）；m/z 为质荷比。

图 2–3　主成分分析结果

表 2–10　荷载较大的代谢物识别及 CC 型受试者的变化趋势和代谢通路

主成分	代谢物	保留时间/min	质荷比（m/z）	荷载	变化趋势	代谢通路
1	吲哚丙烯酸	2.57	188.0715 [M+H+]	0.90	↑	色氨酸代谢
2	半胱氨酰多巴	2.53	339.0692 [M+Na+]	0.94	↓	酪氨酸代谢
3	*N*-α-乙酰基-*L*-精氨酸	1.35	217.1307 [M+H+]	0.90	↑	精氨酸代谢

注：与 CT+TT 基因性相比，↑ 上升，↓ 下降。

    如图 2-7（a）所示，色氨酸既可以接受 SAM 的甲基化，生成 SAH 和 *N*-甲基色氨酸，也可以脱氨基生成吲哚丙烯酸（Indoleacrylic acid）[30]。由于甲

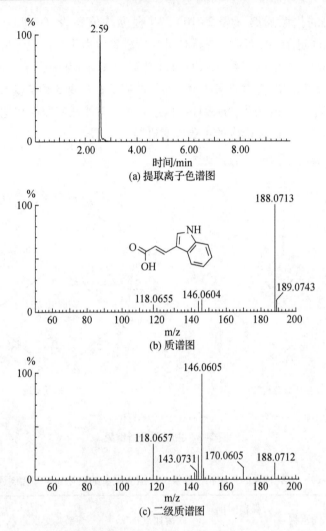

(a) 提取离子色谱图

(b) 质谱图

(c) 二级质谱图

图2–4　代谢物识别 V208（rt：2.59 min，m/z：188.0715）

基来源都是 SAM，NA 和 TRY 在甲基化过程中自然形成了竞争关系。从表2–10 的结果来看，CC 型受试者排出的吲哚丙烯酸明显高于 CT + TT 型，这可能意味着更多的 TRY 以脱氨基的方式生成了吲哚丙烯酸；从而减弱了 TRY 对 SAM 上甲基的竞争，使得 NNMT 催化的 NA 甲基化过程加速，相当于间接提升了 NNMT 的活力。根据 Kraus 等的报道[7]，NNMT 活力上升，对机体的能量消耗具有明显的抑制作用，并且 Watała 等发现[31]，NNMT 抑制剂 NMA 具有明显的抗糖尿病效应和保护心血管的效应。因此，通过改变 TRY 的代谢通路，

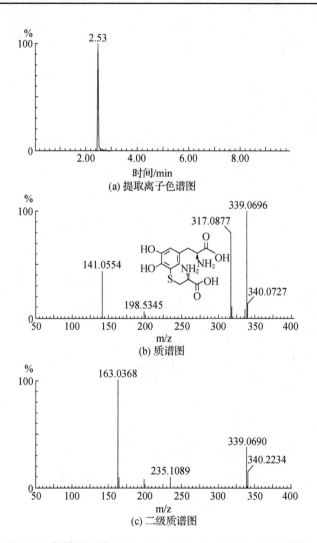

%
100
2.53

2.00　　4.00　　6.00　　8.00
时间/min
(a) 提取离子色谱图

%
100
339.0696
317.0877
141.0554
198.5345
340.0727
50　100　150　200　250　300　350　400
m/z
(b) 质谱图

%
100
163.0368
339.0690
340.2234
235.1089
50　100　150　200　250　300　350　400
m/z
(c) 二级质谱图

图 2–5　代谢物识别 V775（rt：2.53 min，m/z：339.0692）

间接提升 NNMT 的活力，可能是 rs1941404 变异导致三高症的一条重要途径。

　　Cysteinyldopa 是酪氨酸的代谢产物［图 2–7（b）］。从表 2–10 的结果来看，CC 型受试者排出的 Cysteinyldopa 明显高于 CT + TT 型，这说明 rs1941404 变异对酪氨酸代谢产生了明显的影响。酪氨酸是合成儿茶酚胺类物质［肾上腺素（Epinephrine）、去甲肾上腺素（Norepinephrine）、多巴（Dopa）和多巴胺（Dopamine）］的前体物质[32]。肾上腺素和去甲肾上腺素对自主神经系统（Autonomic Nervous System）和心血管功能具有明显的调节

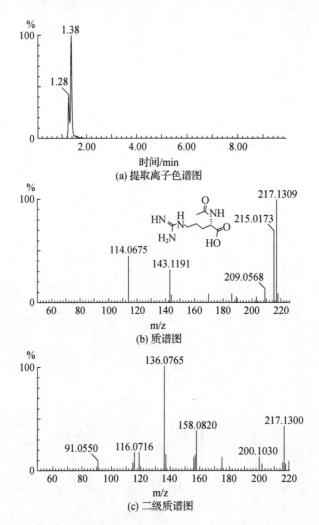

图 2-6   代谢物识别 V286 （rt：1.35 min，m/z：217.1307）

作用，同时对机体的能量代谢和升高血糖具有强有力的推动作用。多巴（Dopa）和多巴胺不但对心血管功能具有显著的调节作用，同时多巴胺（Dopamine）还是下丘脑和脑垂体中的一种关键神经递质，它的变化能直接影响人的情绪。另外，如上所述，rs1941404 变异对色氨酸代谢也有明显的影响，而色氨酸是另一种重要神经递质 5-羟色胺（5-hydroxy tryptamine）的前体物质。由此可见，rs1941404 变异不但对机体的能量代谢具有明显的影响，而且影响到了神经系统高级中枢的活动。虽然 rs1941404 变异对神经中

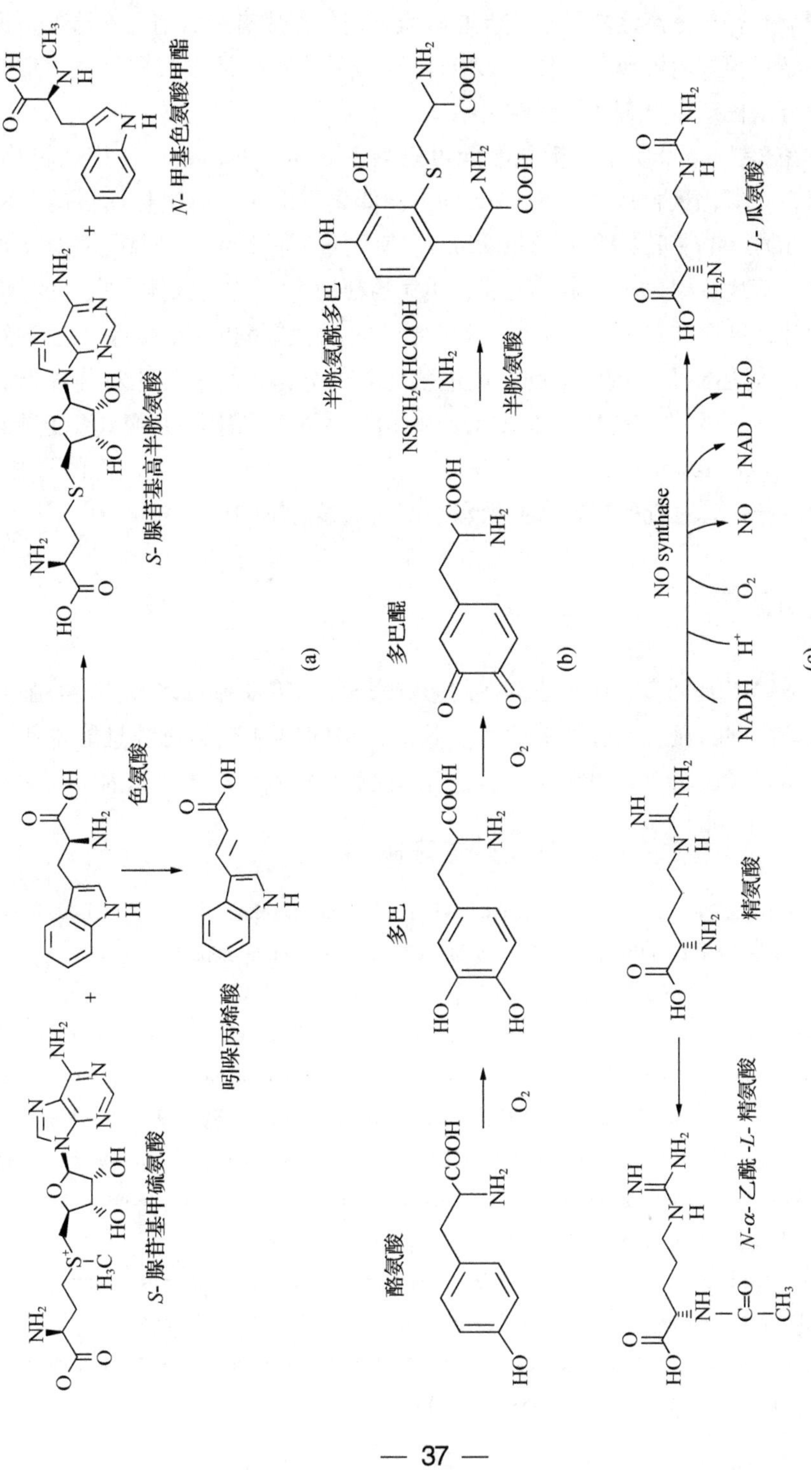

图 2-7　色氨酸、酪氨酸和精氨酸代谢通路

枢的影响是否与三高症的形成或者心脑血管病的形成有关目前还不清楚，但是这一结果很好地解释了为什么 rs1941404 变异会对生活方式和个性心理特征的部分指标产生显著性的影响（表 2-8）。

如图 2-7（c）所示，精氨酸既可以与 *N*-α-Acetyl-*L*-arginine 相互转化，又可以在一氧化氮合成酶（NO synthase）催化下生成具有生物活性的一氧化氮（NO）和 *L*-瓜氨酸（*L*-citrulline）。有大量证据显示，一氧化氮对于预防心脑血管病、糖尿病、高血压都有明显的帮助[33]。作为人体内唯一的 NO 合成前体，精氨酸对全身血液循环的改善和心脑血管病的治疗都有明显的效果[34]，同时还能保护胰腺细胞、促进胰岛素的分泌，增加身体对葡萄糖的耐受性[35]。从本研究的结果来看（表 2-10），NNMT 基因 rs1941404 变异造成了 *N*-α-Acetyl-*L*-arginine 排泄量增加，这完全有可能影响到 NO 的合成，从而对心脑血管系统的功能和血糖水平产生明显的影响。

2.3 小结

从 NNMT 基因多态性对三高症的影响来看，NNMT 基因多态性与心脑血管类疾病之间明显有普遍的关联性，其中，rs1941404 变异对静息能量代谢和 3 种氨基酸代谢通路的影响可能是引起此类疾病发生的主要原因。

参考文献

[1] Sternak M, Khomich T I, Jabukowski A, et al. Nicotinamide *N*-methyltransferase (NNMT) and 1-methylnicotinamide (MNA) in experimental hepatitis induced by concanavalin A in the mouse. Pharmacol Rep, 2010, 62: 483 – 493.

[2] Kim H C C, Mofarrahi M, Vassilakopoulos T, et al. Expression and functional significance of nicotinamide *N*-methyltransferase in skeletal muscle of patients with chronic obstructive pulmonary disease. Am J Respir Crit Care Med, 2010, 81: 797 – 805.

[3] Williams A C, Hill L J, Ramsden D B. Nicotinamide, NAD(P)(H), and Methyl-Group homeostasis evolved and became a determinant of ageing diseases: hypotheses and lessons from Pellagra. Curr Gerontol Geriatr Res, 2012, 2012: 302875.

[4] Li F, Chong Z Z, Maiese K. Cell Life versus cell longevity: the mysteries surrounding the NAD$^+$ precursor nicotinamide. Curr Med Chem, 2006, 13 (8): 883 – 895.

[5] Li J H, Wang Z H. Association between urinary low-molecular-weight metabolites and body mass index. Int J Obes, 2011, 35 (S2): 554.

［6］ Li J H. Measurement and analysis of the Chinese elite male swimmers' basal metabolism of nicotinamide using NMR-based metabonomic technique. AdvMeter Res, 2011（301 - 303）: 890 - 894.

［7］ Kraus D, Yang Q, Kong D, et al. Nicotinamide *N*-methyltransferase knockdown protects against diet-induced obesity. Nature, 2014（508）: 258 - 262.

［8］ Liu M, Li L, Chu J, et al. Serum *N*（1） - Methylnicotinamide is associated with obesity and diabetes in Chinese. J Clin Endocrinol Metab, 2015, 100（8）: 3112 - 3117.

［9］ Hong S, Moreno-Navarrete J M, Wei X, et al. Nicotinamide *N*-methyltransferase regulates hepatic nutrient metabolism through Sirt1 protein stabilization. Nat Med, 2015, 21（8）: 887 - 894.

［10］ Bromberg A, Levine J, Belmaker R, et al. Hyperhomocysteinemia does not affect global DNA methylation and nicotinamide *N*-methyltransferase expression in mice. J Psychopharmacol, 2011, 25（7）: 976 - 981.

［11］ Souto J C, Blanco-Vaca F, Soria JM, et al. A genomewide exploration suggests a new candidate gene atchromosome 11q23 as themajorde terminant of plasma homocysteine levels: results from the GAIT project. Am J Hum Genet, 2005, 76（6）: 925 - 933.

［12］ Parsons R B, Aravindan S, Kadampeswaran A, et al. The expression of nicotinamide *N*-methyltransferase increases ATP synthesis and protects SH-SY5Y neuroblastoma cells against the toxicity of Complex I inhibitors. Chem J, 2011, 436（1）: 145 - 155.

［13］ Mori Y, Sugawara A, Tsuji M, et al. Toxic effects of nicotinamide methylation on mouse brain striatum neuronal cells and its relation to manganese. Environ Health Prev Med, 2012, 17（5）: 371 - 376.

［14］ Bubenek S, Nastase A, Niculescu A M, et al. Assessment of gene expression profiles in peripheral occlusive arterial disease. Can J Cardiol, 2012, 28（6）: 712 - 720.

［15］ van Driel L M, Smedts H P, Helbing W A, et al. Eight-fold increased risk for congenital heart defects in children carrying the nicotinamide *N*-methyltransferase polymorphism and exposed to medicines and low nicotinamide. Eur Heart J, 2008, 29（11）: 1424 - 1431.

［16］ Giusti B, Saracini C, Bolli P, et al. Genetic analysis of 56 polymorphisms in 17 genes involved in methionine metabolism in patients with abdominal aortic aneurysm. J Med Genet, 2008, 45（11）: 721 - 730.

［17］ de Jonge R, Tissing W J, et al. Polymorphisms in folate-related genes and risk of pediatric acute lymphoblastic leukemia. Blood, 2009, 113（10）: 2284 - 2289.

［18］ Schneeweiss B, Graninger W, Ferenci P, et al. Energy metabolism in patients with acute and chronic liver disease. Hepatology, 1990, 11（3）: 387 - 393.

［19］ Weir J B. New methods for calculating metabolic rate with special reference to protein metabolism. J Physiol, 1949（109）：1 – 9.

[20] Stevenson P H. Height-weight-surface formula for the estimation of surface area in Chinese subjects. Chinese J Physiol, 1937（12）：327.

[21] Li J H, Wang Z H, Zhu X J, et al. Health effects from swimming training in chlorinated pools and the corresponding metabolic stress pathways. PLoS One, 2015, 10（3）：e0119241.

[22] Shi Y Y, He L. SHEsis, a powerful software platform for analyses of linkage disequilibrium, haplotype construction, and genetic association at polymorphism loci. Cell Res, 2005（15）：97 – 98.

[23] Sazci A, Sazci G, Sazci B, et al. Nicotinamide-*N*-methyltransferase gene rs694539 variant and migraine risk. J Headache Pain, 2016, 17（1）：93.

[24] Sazci A, Ozel M D, Ergul E, et al. Association of nicotinamide-*N*-methyltransferase gene rs694539 variant with patients with nonalcoholic steatohepatitis. Genet Test Mol Biomarkers, 2013, 17（11）：849 – 853.

[25] Sazci A, Ozel M D, Ergul E, et al. Association of nicotinamide-*N*-methyltransferase（NNMT）gene rs694539 variant with bipolar disorder. Gene, 2013, 532（2）：272 – 275.

[26] Sazci G, Sazci B, Sazci A, et al. Association of nicotinamide-*N*-methyltransferase gene rs694539 variant with epilepsy. Mol Neurobiol, 2016, 53（6）：4197 – 4200.

[27] Bromberg A, Lerer E, Udawela M, et al. Nicotinamide-*N*-methyltransferase（NNMT）in schizophrenia：genetic association and decreased frontal cortex mRNA levels. Int J Neuro psycho pharmacol, 2012, 15（6）：727 – 737.

[28] Zintzaras E, Santos M. Estimating themode of inheritance in genetic association studies of qualitative traits based on the degree of dominance index. BMC Medical Research Methodology, 2011, 11：171 – 175.

[29] Zhang J, Xie X Y, Yang S W, et al. Nicotinamide *N*-methyltransferase protein expression in renal cell cancer. J Zhejiang Univ Sci B, 2010, 11（2）：136 – 143.

[30] Matchett W H. Inhibition of tryptophan synthetase by indoleacrylic acid. J Bacteriol, 1972, 110（1）：146 – 154.

[31] Wataa C, Kaźmierczak P, Dobaczewski M, et al. Anti-diabetic effects of 1-methylnicotinamide（MNA）in streptozocin-induced diabetes in rats. Pharmacol Rep, 2009, 61（1）：86 – 98.

[32] Jongkees B J, Hommel B, Kühn S, et al. Effect of tyrosine supplementation on clinical and healthy populations under stress or cognitive demands-A review. J Psychiatr Res, 2015, 70：50 – 57.

[33] Xia N, Horke S, Habermeier A, et al. Uncoupling of endothelial nitric oxide synthase in

perivascular adipose tissue of diet-induced obese mice. Arterioscler Thromb Vasc Biol, 2015, 36 (1): 78 – 55.

[34] Hambrecht R, Hilbrich L, Erbs S, et al. Correction of endothelial dysfunction in chronic heart failure: additional effects of exercise training and oral L-arginine supplementation. J Am Coll Cardiol, 2000, 35 (3): 706 – 713.

[35] Kaneto H, Fujii J, Seo H G, et al. Apoptotic cell death triggered by nitric oxide in pancreatic beta-cells. Diabetes, 1995, 44 (7): 733 – 738.

第3章 中国汉族人群 NNMT 基因多态性与体成分及静息能量代谢的关联研究

烟酰胺 N-甲基转移酶（Nicotinamide N-methyl transferase，NNMT）的生理作用是以 S-腺苷甲硫氨酸（SAM）为甲基供体，催化烟酰胺（Nicotinamide，Nam）的甲基化，生成甲基烟酰胺（Methylnicotinamide，Me-Nam）[1-2]。由于烟酰胺以 NAD^+ 的形式直接参与了糖、脂肪、蛋白质这三大能量物质的代谢过程，NNMT 的表达水平对机体的能量代谢具有明显的影响。前期研究中，我们发现烟酰胺甲基化速率与体成分[3]及能量代谢类型[4]明显相关；Kraus 等（2014）在 Nature 上的报道进一步证实了我们的研究，他们发现降低 NNMT 基因（knockdown）表达可以显著增加细胞的能量代谢率[5]；张钧等（2010）的实验结果表明，NNMT 基因高表达可以引起多种与糖、脂代谢及氧化呼吸链相关的基因出现高表达的现象[6]。糖、脂代谢及氧化磷酸化是运动时的主要能量来源，从这一角度来看，NNMT 基因完全可能通过调节机体的能量代谢，从而对运动能力产生明显的影响。ATP 是机体运动时的直接能量供应者，也是唯一的直接能量来源，而有关 NNMT 对 ATP 合成影响的研究进一步证实了这一推论。文容等（2014）报道 NNMT 参与了脂肪酸的新陈代谢和 ATP 的合成[7]；Parsons 等（2011）发现，帕金森患者脑神经细胞中 NNMT 的表达明显升高，并且 ATP 的合成及 ATP/ADP 的比例出现了明显的改变[8]。

烟酰胺 N-甲基转移酶（Nicotinamide N-methyltransferase，NNMT）基因位于人类第 11 号染色体（11q23），由 3 个外显子和 2 个内含子构成。虽然对以色列、欧洲、日本等不同种族人群的研究已经证实，NNMT 的 DNA 结构上存在多个由单个核苷酸的变异引起的多态（Single nucleotide polymorphisms，SNPs）位点，但是由于 SNPs 位点及其等位基因频率分布存在明显的种族和地域差异，我国各地、各族人群 NNMT 基因多态性与体成分及静息能量代谢还需要进行单独研究。目前对于 NNMT 基因多态性的研究相对较少，SNPs 位点及等位基因频率与体成分的关系还不清楚。本研究旨在揭示中国汉族人群 NNMT 基因多态性与体成分及静息能量代谢的关系，进一步阐明 NNMT 基因

SNPs 的生理调控作用，为肥胖的预防与治疗提供新的理论依据与靶点。

3.1　研究对象与方法

3.1.1　研究对象及分组

本研究共招募了 1918 名中国汉族男大学生志愿者，年龄在 17～23 岁，测试他们的体脂百分比（BF%）。根据他们测得的体脂百分比，把他们分为 5 类：超低脂肪（ELBF，BF% <3%）、低脂肪（LBF，3% ≤BF% <13.5%）、正常脂肪（NBF，13.5% ≤BF% <19%）、超重（OW，19% ≤BF% <25%）和肥胖（OB，25% ≤BF%）。通常，对于成年男性来说 2%～5% 的身体脂肪是必要的，因此我们认为 ELBF 志愿者（BF% <3%）是不正常的，所以首先排除他们。为了探索 NNMT 基因多态性对体成分的影响，我们从这些志愿者中挑选了 783 名作为病例组和对照组两组：高脂肪组（病例组，HBFG，n = 289），选择的受试者来自于超重和肥胖这两类人群（19% ≤BF%）；低脂肪组（对照组，LBFG，n = 494），选择的受试者来自于低脂肪这类人群（3% ≤ BF% <13.5%）。入选标准是没有任何诊断性疾病（尤其是厌食暴食症和消化系统的疾病）、没有偏爱某种特定的食物、没有锻炼的习惯。

3.1.2　体成分测试与问卷调查

3.1.2.1　体成分测量方法

体成分采用 X-SCAN PLUS Ⅱ 体成分分析仪进行测试，测试在早晨空腹时进行。选择平坦空旷的地面放置，测试前经标准矫正，测试时：①受试者穿背心（或薄单衣）、运动短裤，微微挺胸、收腹，赤脚站立于脚电极上；②依照电脑提示，输入个人资料；③受试者手握手电极，手臂自然下垂、外展，静止不动；④开始测试，大拇指按键（直至测试结束），在测试过程中禁止移动或与他人说话、接触，也不得松开抓握电极的手指或者移动踩在电极板上的脚；⑤测试结束后打印测试报告，再输入电脑并进行数据处理。

体成分分析仪测得的指标包括：体重、脂肪重量、体脂百分比、骨骼肌含量、去脂体重、肌肉含量、身体总水分、细胞外液、细胞内液、体细胞重量、腹部肥胖分析、腰臀比、内脏脂肪面积、内脏脂肪含量、皮下脂肪含量、蛋白质含量、矿物质含量等。

3.1.2.2　问卷调查

经过查阅大量文献资料，自行设计调查问卷，考虑到时间、人力成本、此次调查的内容与目的等因素，对调查问卷内容进行多次删除、合并、修改和增加，问卷内容具体为：基本信息（包括身高、体重、年龄、专业、民族、已知病史等 10 项信息）、父母情况（父母身高、体重、年龄和体型 4 项）、日常饮食情况（是否经常吃零食、爱喝饮料、喜欢素食、喜欢肉类食物 4 项信息）、运动与行为情况（每周锻炼次数、每次锻炼时间、每天坐着时间、出行方式、吸烟、熬夜等 9 项）和心理情况（日常压力大小和是否经常忧虑 2 项内容）。

体成分测试后，筛选出 1066 名受试者为本次实验对象，其中，304 名体脂百分比 > 19.5% 的为高脂肪组，762 名体脂百分比 < 13.0% 的为低脂肪组，然后进行问卷调查，问卷由被调查者亲自填写。

3.1.3　数据库查询及研究位点的确定

一个 DNA 序列较长的基因上通常有多个 SNP 位点，但是很多位点都是关联的，没必要对所有的位点进行基因型分析，用一个位点或几个位点的组合来代表其他位点是基因多态性研究的常用方法，这些被选出的、有代表性的位点就是所谓的 TagSNPs[9]。由中、英、美、德等国科学家共同承担的国际千人基因组计划绘制了迄今为止最详尽的人类基因组遗传多态性图谱。在千人基因组计划的数据库中，有北京汉族（CHB）和南方汉族（CHS）两个群体 NNMT 基因的 SNPs 数据。下载并输入 CHB 和 CHS 数据后，运用 Haploview 4.2 软件，确定了 19 个 TagSNPs（MAF > 0.10，r^2 > 0.8）[9]。这 19 个 Tag-SNPs 基本上反映了中国汉族人群 NNMT 基因 DNA 序列上所有 SNPs 的信息，也是本研究即将进行基因型分析的目标位点。

3.1.4　基因多态性检测

3.1.4.1　主要仪器设备与实验试剂

（1）主要仪器设备

PCR 仪：Gene Amp PCR system 9600，Norwalk，CT. 06859 USA。

电泳仪：JY600 + ，北京君意东方电泳设备有限公司。

全自动紫外与可见分析装置：FR-200A，上海复日科技有限公司。

测序仪：PRISM 3730，美国 ABI 公司。

生物电泳图像分析系统：上海复日科技有限公司。

Agrose LE：上海捷倍思基因技术有限公司。

（2）实验试剂

PCR 引物：PAGE 纯化，上海瀚宇生物科技有限公司。

dNTP：promega，上海有渔生物工程有限公司。

1.5 mL EP 管：海门永辉实验器材有限公司。

各型号 tips：海门永辉实验器材有限公司。

PCR96 孔板：海门永辉实验器材有限公司。

Taq 酶体系和 ddH$_2$O：自制。

3.1.4.2　DNA 提取，引物、探针设计

取静脉血 2 mL，使用 DNA extraction kit 试剂盒（Promega，美国）提取基因组 DNA，−80 ℃保存备用。从 NCBT 数据库下载 NNMT 基因的序列，根据 Primer 4.0 软件设计引物和探针，引物和探针序列如表 3-1 和表3-2 所示。

表 3-1　TagSNPs 引物序列

SNP	upper 序列	lower 序列	PCR 长度
rs505978	CATTTCAGCCTTAGCAGCTC	TCAGCTCTCCACTTTGGTCA	91
rs11214926	CTCACACAGGTCTCTATATG	CCAGATTGTTTCCAACTCCC	95
rs2852432	TGCAAGAAGTTGCATGTGGC	GGTCTGTGAATTGACATTTG	98
rs1941399	CCTCTCTCTTAAATAGGTGC	GAAGGTTTCTTAACCTGCCC	93
rs2847492	CTGAGGCTTAAGAGTCTCAA	GTTGTTATCCTGGTTTGCTAC	99
rs2256292	TAAGGTCTAGGAGAAGGTAA	CCATGTAACAGACTTTCTGG	98
rs3819100	TGCATGTCTCCCCACTAATG	GAAGCAACAACGAGAGACAC	100
rs694539	CAGCCATCTCAAATGGATGC	GTCCTAGAGTCCTAGAATCC	101
rs4646335	CAGGGATTGTAGACCAGAGG	CTGTCTCTCTGAACTTTGGG	102
rs1941404	CCATTACTCTGGTGCACACA	AAGAGAGATGAGATAGGCCC	101
rs2244175	TGTCAGCCCAGTGAGTTTCT	GTGGTTAATGGCTAAGAGAG	99
rs12285641	GACCACATTCTGCCTCATGCAC	CTAGGGACAGTGCCACAACC	584
rs4646337	TAGACTGACCTCTCTAGTCC	CCAAGTCATGTGCTGAGTAG	98
rs2511153	AAACGCCTCCTTGAACCCAG	GCTGCAGGGTGTTCTCCAG	100

续表

SNP	upper 序列	lower 序列	PCR 长度
rs10891644	GGAATTGCTTTCCTTTCCAA	AAGAAGCGTGATGGGAGAAA	699
rs55675450	GCTCATGGGTGATTTTTAGC	GTCTAGCTAAAGCCTAATATC	92
rs2155806	CAGCAATATTAGGTTCACCG	CGTAGATTACAGACTTTGGG	100
rs7109984	GGAATTGCTTTCCTTTCCAA	AAGAAGCGTGATGGGAGAAA	699
rs2301128	TTTTTACCTTCTCCTAGACC	TTATTCCCCAATCCAGGGTG	84

表 3-2　TagSNPs 探针序列

SNP	序列(5′-3′)	PCR 长度
rs505978_modify	P-CTCTGAGGAACTCCTCTCCTTTTTTTTTTTTTTTT-FAM	
rs505978_A	TTTTTTTTTTTTTTTTCTTAGCAGCTCTCCTCCCAGTCT	77
rs505978_C	TTTTTTTTTTTTTTTTCTTAGCAGCTCTCCTCCCAGTCG	79
rs11214926_modify	P-CAGAGACATCCATGTCTCCTTTTTTTTTTTTTTTT-FAM	
rs11214926_A	TTTTTTTTTTTTTTTTTCCAACTCCCCAACACAATGATTT	81
rs11214926_G	TTTTTTTTTTTTTTTTTCCAACTCCCCAACACAATGATTC	83
rs2852432_modify	P-TTTGCCTGCCACATGCAACTTTTTTTTTTTTTTTT-FAM	
rs2852432_C	TTTTTTTTTTTTTTTTTACAGTTGCAATAATCTGAGACAG	85
rs2852432_T	TTTTTTTTTTTTTTTTTACAGTTGCAATAATCTGAGACAA	87
rs1941399_modify	P-CCCCAGGAAAATTCACAGGGTTTTTTTTTTTTTT-FAM	
rs1941399_A	TTTTTTTTTTTTTTTTTTTAGGTGCTCTTGCCACCTTATCT	89
rs1941399_C	TTTTTTTTTTTTTTTTTTTAGGTGCTCTTGCCACCTTATCG	91
rs2847492_modify	P-TGTCCATTTACAAATTGCTTTTTTTTTTTTTTTTT-FAM	
rs2847492_A	TTTTTTTTTTTTTTTTTTTCTCAAAAGTTAGTTTTTCCAGT	93
rs2847492_G	TTTTTTTTTTTTTTTTTTTCTCAAAAGTTAGTTTTTCCAGC	95
rs2256292_modify	P-ACCAGATCCAGAAAGTCTGTTTTTTTTTTTTTTTT-FAM	
rs2256292_C	TTTTTTTTTTTTTTTTTTTTACATCTGGTGTACAGACTGAAG	97

续表

SNP	序列(5′ – 3′)	PCR 长度
rs2256292_G	TTTTTTTTTTTTTTTTTTTACATCTGGTGTACAGACTGAAC	99
rs3819100_modify	P-AGATGGAGTCTCAGGGCACGTTTTTTTTTTTTTTT-FAM	
rs3819100_A	TTTTTTTTTTTTTTTTTTCTCCCCACTAATGTGAGTCATAT	101
rs3819100_G	TTTTTTTTTTTTTTTTTTCTCCCCACTAATGTGAGTCATAC	103
rs694539R_modify	P-TGTTGGAGGGGTTTTCCAAATTTTTTTTTTTTTTTT-FAM	
rs694539R_T	TTTTTTTTTTTTTTTTTGTCCTAGAATCCTAGAAGTTTCA	105
rs694539R_C	TTTTTTTTTTTTTTTTTGTCCTAGAATCCTAGAAGTTTCG	107
rs4646335_modify	P-GAGCTCGTCAGGAAAATTATTTTTTTTTTTTTTTTT-FAM	
rs4646335_A	TTTTTTTTTTTTTTTTTATTGTAGACCAGAGGGAGCACTT	109
rs4646335_T	TTTTTTTTTTTTTTTTTATTGTAGACCAGAGGGAGCACTA	111
rs1941404_modify	P-TGTTAGTAAATTTGTGTATGTTTTTTTTTTTTTTTT-FAM	
rs1941404_C	TTTTTTTTTTTTTTTTTTGAGATAGGCCCATGTGTGTGCG	113
rs1941404_T	TTTTTTTTTTTTTTTTTTGAGATAGGCCCATGTGTGTGCA	115
rs2244175_modify	P-GGAGTGTAACAGAGGTGGCATTTTTTTTTTTTTTTT-FAM	
rs2244175_A	TTTTTTTTTTTTTTTTTTCTAAGAGAGTAAAGGTGGACTCT	117
rs2244175_G	TTTTTTTTTTTTTTTTTTCTAAGAGAGTAAAGGTGGACTCC	119
rs12285641_modify	P-TGTGAAATGCCTGCTCCTCCCTTGCTTTTTTTTTT-FAM	
rs12285641_C	TTTTTTTTTTTTTTTTTTTTTCTCTTGCTCCCTCTCTCGCCG	150
rs12285641_T	TTTTTTTTTTTTTTTTTTTTTCTCTTGCTCCCTCTCTCGCCA	152
rs4646337_modify	P-TGGGCCCCAACCACTGAGCCTCTACTTTTTTTTTTT-FAM	
rs4646337_A	TTTTTTTTTTTTTTTTTTCTAGTCCCGTCCTAGATGAACCAT	154
rs4646337_G	TTTTTTTTTTTTTTTTTTCTAGTCCCGTCCTAGATGAACCAC	156
rs2511153_modify	P-AGGTCCCTGGAGAACACCCTGCAGCTTTTTTTTT-FAM	
rs2511153_C	TTTTTTTTTTTTTTTTTTAGGGCATGCGGGGAGCTCCCGCTTG	158
rs2511153_T	TTTTTTTTTTTTTTTTTTAGGGCATGCGGGGAGCTCCCGCTTA	160
rs10891644_modify	P-ATCTCAGCACTTTGGGAGGCCAAGGTTTTTTTTTT-FAM	

续表

SNP	序列(5′–3′)	PCR 长度
rs10891644_G	TTTTTTTTTTTTTTTCCGGGTGCAGTGGCTCACGCCTGTC	162
rs10891644_T	TTTTTTTTTTTTTTTCCGGGTGCAGTGGCTCACGCCTGTA	164
rs55675450_modify	P-TTATGAGAAGAAAAAAATTACAAGCTTTTTTTTT-FAM	
rs55675450_A	TTTTTTTTTTTTTTTTAGCTAAAGCCTAATATCAAGGTTAT	166
rs55675450_G	TTTTTTTTTTTTTTTTAGCTAAAGCCTAATATCAAGGTTAC	168
rs2155806_modify	P-TGTAGGCCTTCTGCTTGATTTTGCGTTTTTTTTTT-FAM	
rs2155806_C	TTTTTTTTTTTTTTTTACTTTGGGTGATAATGGTATGCCAG	170
rs2155806_T	TTTTTTTTTTTTTTTTACTTTGGGTGATAATGGTATGCCAA	172
rs7109984_modify	P-AGGTGGGCATATCACAAGGTCAGGATTTTTTTTTT-FAM	
rs7109984_C	TTTTTTTTTTTTTTTGTCATCTCAGCACTTTGGGAGGCCG	174
rs7109984_T	TTTTTTTTTTTTTTTGTCATCTCAGCACTTTGGGAGGCCA	176
rs2301128_modify	P-CAGGAATTTTAAGGTCTAGGAGAAGTTTTTTTTT-FAM	
rs2301128_A	TTTTTTTTTTTTTTTCCAATCCAGGGTGGAGGCATGTTGT	178
rs2301128_G	TTTTTTTTTTTTTTTCCAATCCAGGGTGGAGGCATGTTGC	180

3.1.4.3　SNPs 基因分型

采用聚合酶链式反应—连接酶检测反应（Polymerase Chain Reaction-Ligase Detection Reaction，PCR-LDR）检测各 SNP 位点的基因型，其原理是利用高温连接酶实现对基因多态性位点的识别。先通过多重 PCR（Multiplex PCR）获得含有待检测突变位点的基因片断，然后进行多重 LDR（Multiplex LDR），最后通过测序仪电泳读取检测结果。

（1）多重 PCR 反应体系

以血清提取物为模板进行 PCR 反应。20 μL PCR 反应体系包含缓冲液 Buffer 2 μL，3 mmol/L Mg^{2+} 0.6 μL，dNTP（2 mmol/L）2 μL，0.5 pmol/μL 引物 2 μL，Taq 酶 1 U。最后补充去离子水至体积12.2 μL。PCR 模板为血清提取物 1 μL。PCR 反应条件为：95 ℃预变性 2 min；94 ℃ 变性 30 s，50 ℃退火 1 min 30 s，72 ℃延伸 1 min 共 40 个循环；末次延伸，65 ℃ 10 min。3% 的琼脂糖凝胶电泳检测，观察 PCR 产物的效果（图3–1），并据

此确定其作为模板在 LDR 反应中加入的量。

（2）多重 LDR 反应体系

包含缓冲液 1 μL，2 pmol/μL 探针 1 μL，2 U Taq DNA ligase 0.05 μL，PCR 产物 4 μL，补足蒸馏水至 4 μL。反应条件为：95 ℃ 变性 2 min；94 ℃ 变性 15 s，50 ℃ 退火延伸 25 s 共 40 个循环。

3.1.5 静息能量代谢测试

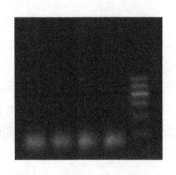

图 3-1 多重 PCR 产物琼脂糖凝胶电泳效果示意

静息能量代谢测试利用心肺功能分析仪（Metalyzer 3B，CORTEX Biophysik GmbH，Leipzig，Germany），采用呼吸间接测热法进行。呼吸间接测热法是根据能量守恒定理和化学反应的等比定律，即人体在消耗糖类、脂肪、蛋白质产生热量的同时，也相应地消耗一定量的氧气并产生一定量的二氧化碳。根据此原理，测量一定时间内氧气的消耗量（V_{O_2}）及二氧化碳的产生量（V_{CO_2}），可根据 Weir 公式（REE = $3.9 \times O_2$ 消耗率 + $1.1 \times CO_2$ 产生率）计算出这一时间内的能量消耗，并推算出 24 h 内静息能量消耗。再根据 P. H. Stevenson 公式计算体表面积 [BSA（m^2）= $0.0061 \times$ 身高（cm）+ $0.0128 \times$ 体重（kg）- 0.1529]，从而计算 RMR（REE/BSA）。静息能量消耗取 3 次的平均值。

静息能量代谢的测试方法：对 151 名受试者进行静息能量代谢测试，测试分为两部分进行，第一部分是当日下午饭前与饭后的静息能量消耗，第二部分是次日晨起空腹的静息能量消耗。由于受试者（学生）的课程情况与时间、人力、仪器有限，本测试统一安排在每个星期五下午开始，分批进行测试（星期五下午至星期六上午测低脂肪组，星期六下午至星期天上午测高脂肪组），每批共测试 24 人。

第一部分：测试前先对仪器进行预热 2 h，对机器定标调试，将气体采样线与呼吸机管道相连接。当天下午 5：30 受试者统一到达生理生化实验室，静坐 30 min，开始测试时，受试者带上呼吸面罩，测试 3 min，取波形稳定的均值。测试结束后统一提供晚餐，进餐时记录人员记录受试者进餐开始时间与结束时间，进餐结束后，静坐 30 min 开始第二次静息能量代谢测试，测试顺序按受试者进餐结束时间的顺序，测试方法如同第一次测静息能量代谢。测试结束后，叮嘱受试者禁食任何食物（除水之外）。

第二部分：受试者次日 7：00 空腹状态统一到达实验室，安静 30 min 精神不紧张后进行第三次静息能量代谢测试，测试时受试者清醒、安静，室温为 20 ~ 25 ℃，测试 3 min，测试方法同上，整个测试过程由同一人完成。

静息能量代谢测量质控标准：静息能量代谢测量质控标准：①第一部分第一次测试令受试者餐后禁食 2 ~ 3 h，第二部分测试要求受试者空腹状态；②受试者在测量静息能量代谢前静坐 30 min，禁止走动或说话，避免增加能量消耗；③测量需在保暖及安静环境下进行；④测试时受试者清醒，禁止说话或摇头，以排除肌肉活动对静息能量消耗的影响。

3.1.6 统计学处理

对实验获得的数据输入 Excel 表里并使用 SPSS 16.0 软件进行统计分析处理。问卷调查的相关指标分析采用逻辑回归分析、卡方检验、T 检验（方差齐性采用独立样本 T 检验，所有数据用均数 ± 标准差表示）；体成分指标明显相关的 SNP 位点与基因频率检测分析采用 SHEsis 软件进行计算分析；每个 SNP 的遗传效应之间的相关性通过非条件 Logistic 回归分析计算出优势比及95% 的可信区间，不同基因型与静息能量代谢的比较选用独立样本 T 检验进行统计处理。显著性水平为 $P < 0.05$，非常显著性水平为 $P < 0.01$。

3.2 研究结果

3.2.1 普通男大学生的肥胖状况分析

如图 3-2 所示，1042 名参与者和 432 名参与者分为低脂组（54.0%）和正常组（23.0%），240 名参与者和 85 名参与者分为超重组（13.0%）和肥胖组（4.0%），还有 119 名参与者分为超低脂组（6%）。通常，对于成年男性来说2% ~ 5% 的身体脂肪是必要的，19.0% 的体脂百分比是超重或肥胖的警告阈值。值得注意的是，在本研究中除了 17.0% 的参与者超重或肥胖之外，还有 119 名参与者（6.0%）体脂超低（BF% < 3%）。虽然不知道到底是什么原因造成他们的体脂百分比那么低，但是我们认为这是不寻常的，因此在后面的测试与分析中，这些志愿者被排除在外。

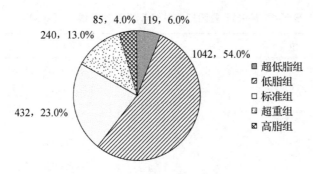

图 3-2　普通男大学生的肥胖状况

3.2.2　NNMT 基因多态性与肥胖关系的研究

3.2.2.1　受试者体成分的比较

如表 3-3 所示，在测试的 1066 名受试者中，高脂组的体脂百分比是 23.45% ±3.69%，低脂组的体脂百分比是 8.33% ±2.80%，高脂组的体脂百分比明显高于低脂组，且具有非常显著性差异（$P < 0.01$）。

表 3-3　1066 名受试者基本情况

体型	人数	身高/cm	体重/kg	年龄/岁	体脂百分比/%
高脂组	304	172.23 ±5.52	77.24 ±10.62	19.70 ±1.04	23.45 ±3.69**
低脂组	762	172.11 ±5.66	56.66 ±5.51	19.68 ±0.92	8.33 ±2.80

注：** 为与低脂组相比，$P < 0.01$。

3.2.2.2　NNMT 基因标签单核苷酸多态性（TagSNPs）位点的确定

利用生物信息学方法挑选实验对象的 NNMT 基因标签单核苷酸多态性（TagSNPs）位点[9]。在千人基因组计划的数据库中，有北京汉族（CHB）和南方汉族（CHS）两个群体 NNMT 基因的 SNPs 数据。下载并输入 CHB 和 CHS 数据后，运用 Haploview4.2 软件（MAF > 0.10，$r^2 > 0.8$），确定了 19 个 TagSNPs（表 3-4）。这 19 个 TagSNPs 基本上反映了中国汉族人群 NNMT 基因 DNA 序列上所有 SNPs 的信息，也是本研究即将进行基因型分析的目标位点。

表 3-4   NNMT 基因标签单核苷酸多态性 19 个 TagSNPs

位点	Rs 号
1	2511153
2	505978
3	694539
4	12285641
5	11214926
6	7109984
7	10891644
8	55675450
9	2244175
10	2847492
11	2852432
12	4646335
13	3819100
14	2256292
15	2301128
16	1941404
17	2155806
18	1941399
19	4646337

3.2.2.3   NNMT 基因型和等位基因频率分布比较

用 SHEsis 软件对 NNMT 基因 19 个位点进行基因型和等位基因频率分析，比较高脂组和低脂组的 NNMT 基因型和等位基因频率分布。如表 3-5 所示，受试者符合 Hard-Werinberg 平衡定律（$P > 0.05$），在测试的 19 个位点中，只有位点 rs10891644 基因型和等位基因频率在高脂组与低脂组间有显著性差异（基因型 $P = 0.002$，等位基因频率 $P = 0.029$）。其中，高脂组 288 例中，rs10891644 GG 基因型 111 例，GT 型 148 例，TT 型 29 例，频率分别为 39.0%、51.0% 和 10.0%，G 等位基因频率为 64.0%，T 为 36.0%。

低脂组 484 例中，GG 基因型 243 例，占 50.0%，GT 型 188 例，占 39.0%，TT 型 53 例，占 11.0%，等位基因频率：G 为 70.0%，T 为 30.0%。NNMT 位点 rs10891644 3 组基因型及 G、T 等位基因分布频率比较，差异具有统计学意义（$P < 0.05$）。

表 3-5　高脂组与低脂组 NNMT 基因型分布与等位基因频率比较

SNPs		等位基因		P	基因型			HWE	P
rs25111	高脂	C:352(0.63)	T:206(0.37)	0.708	CC:108(0.39)	CT:57(0.44)	TT:20(0.16)	0.83	0.827
53	低脂	C:625(0.64)	T:351(0.36)		CC:199(0.41)	CT:227(0.47)	TT:62(0.13)		
rs50597	高脂	A:307(0.54)	C:261(0.46)	0.668	AA:80(0.28)	AC:254(0.52)	CC:57(0.20)	0.36	0.909
8	低脂	A:544(0.55)	C:442(0.45)		AA:145(0.29)	AC:66(0.50)	CC:94(0.19)		
rs69453	高脂	A:192(0.34)	G:374(0.66)	0.613	AA:30(0.11)	AG:132(0.47)	GG:121(0.43)	0.23	0.861
9	低脂	A:347(0.35)	G:639(0.65)		AA:55(0.11)	AG:237(0.48)	GG:201(0.41)		
rs12285	高脂	C:349(0.62)	T:217(0.38)	0.817	CC:102(0.36)	CT:145(0.51)	TT:36(0.13)	0.38	0.820
641	低脂	C:585(0.61)	T:373(0.39)		CC:174(0.36)	CT:237(0.50)	TT:68(0.14)		
rs11214	高脂	A:154(0.27)	G:410(0.73)	0.871	AA:18(0.06)	AG:118(0.42)	GG:146(0.52)	0.03	0.810
926	低脂	A:273(0.28)	G:713(0.72)		AA:28(0.06)	AG:217(0.44)	GG:248(0.50)		
rs71099	高脂	C:502(0.89)	T:64(0.11)	0.221	CC:224(0.79)	CT:54(0.19)	TT:5(0.02)	0.90	0.407
84	低脂	C:829(0.87)	T:129(0.14)		CC:359(0.75)	CT:111(0.23)	TT:9(0.02)		
rs10891	高脂	G:370(0.64)	T:206(0.36)	0.029	GG:111(0.39)	GT:148(0.51)	TT:29(0.10)	0.07	0.002
644	低脂	G:674(0.70)	T:294(0.30)	*	GG:243(0.50)	GT:188(0.39)	TT:53(0.11)		**
rs55675	高脂	A:88(0.16)	G:470(0.84)	0.368	AA:5(0.02)	AG:78(0.28)	GG:196(0.70)	0.01	0.056
450	低脂	A:138(0.14)	G:842(0.86)		AA:17(0.04)	AG:104(0.21)	GG:369(0.75)		
rs22441	高脂	A:274(0.48)	G:292(0.52)	0.147	AA:64(0.23)	AG:146(0.52)	GG:73(0.26)	0.65	0.337
75	低脂	A:515(0.52)	G:471(0.48)		AA:132(0.27)	AG:251(0.51)	GG:110(0.22)		
rs28474	高脂	A:198(0.35)	G:368(0.65)	0.162	AA:33(0.12)	AG:132(0.47)	GG:118(0.42)	0.82	0.366
92	低脂	A:380(0.39)	G:606(0.62)		AA:72(0.15)	AG:236(0.48)	GG:185(0.38)		
rs28524	高脂	C:336(0.59)	T:232(0.41)	0.209	CC:94(0.33)	CT:148(0.52)	TT:42(0.15)	0.86	0.286
32	低脂	C:551(0.56)	T:435(0.44)		CC:153(0.31)	CT:245(0.50)	TT:95(0.19)		
rs46463	高脂	A:326(0.57)	T:242(0.43)	0.387	AA:89(0.31)	AT:148(0.52)	TT:47(0.17)	0.24	0.666
35	低脂	A:588(0.60)	T:398(0.40)		AA:169(0.34)	AT:250(0.51)	TT:74(0.15)		
rs38191	高脂	A:282(0.50)	G:284(0.50)	0.597	AA:70(0.25)	AG:142(0.50)	GG:71(0.25)	0.55	0.825
00	低脂	A:505(0.51)	G:481(0.49)		AA:126(0.26)	AG:253(0.51)	GG:114(0.23)		

续表

SNPs	等位基因			*P*	基因型			HWE	*P*
rs22562	高脂	C:234(0.41)	G:338(0.59)	0.417	CC:50(0.18)	CG:134(0.47)	GG:102(0.36)	0.55	0.526
92	低脂	C:382(0.39)	G:602(0.61)		CC:71(0.14)	CG:240(0.49)	GG:181(0.37)		
rs23011	高脂	A:81(0.15)	G:477(0.86)	0.071	AA:3(0.01)	AG:75(0.27)	GG:201(0.72)	0.44	0.051
28	低脂	A:111(0.11)	G:867(0.89)		AA:8(0.02)	AG:95(0.19)	GG:386(0.79)		
rs19414	高脂	C:265(0.47)	T:301(0.53)	0.472	CC:59(0.21)	CT:147(0.52)	TT:77(0.27)	0.32	0.762
04	低脂	C:443(0.45)	T:543(0.55)		CC:94(0.19)	CT:255(0.52)	TT:144(0.29)		
rs21558	高脂	C:59(0.11)	T:499(0.89)	0.200	CC:1(0.00)	CT:57(0.20)	TT:221(0.79)	0.11	0.387
06	低脂	C:125(0.13)	T:853(0.87)		CC:4(0.01)	CT:117(0.24)	TT:368(0.75)		
rs19413	高脂	A:102(0.18)	C:464(0.82)	0.425	AA:4(0.01)	AC:94(0.33)	CC:185(0.65)	0.98	0.152
99	低脂	A:194(0.20)	C:792(0.80)		AA:19(0.04)	AC:156(0.32)	CC:318(0.65)		
rs46463	高脂	A:479(0.86)	G:79(0.14)	0.935	AA:201(0.72)	AG:77(0.28)	GG:1(0.00)	0.88	0.102
37	低脂	A:841(0.86)	G:137(0.14)		AA:362(0.74)	AG:117(0.24)	GG:10(0.02)		

注：＊为 *P* < 0.05，＊＊为 *P* < 0.01；HWE 为 HW 平衡（Hardy-Weinberg equilibrium）。

3.2.2.4 位点 rs10891644 变异的遗传效应与遗传模式分析

遗传模型包括隐性、显性和共显性（包括超显性），SNP 变异引起的遗传模型的变化可以由多个基因型效应的比较使用不同的遗传模型（隐性、显性、加性和共显性）。然而，这些遗传模型并不是独立的，有时候几个基因模型显示有统计学意义（*P* < 0.05）。为了避免可能的遗传模型和精确地确定哈希遗传模式，Zintzaras 和 Santos（2011）提供了一个整体解决方案，并介绍了显性度（*h*）[10]。

在隐性遗传模型、显性遗传模型、加性遗传模型和共显性遗传模型下 rs10891644 位点与肥胖的关联如表 3-6 所示，rs10891644 位点在隐性遗传模型中的 *OR* 值是 0.911，95% CI 是 0.564 ~ 1.469，*P* 值是 0.701；在显性遗传模型中的 *OR* 值是 1.608，95% CI 是 1.195 ~ 2.163，*P* 值是 0.002；在加性遗传模型中的 *OR* 值是 1.198，95% CI 是 0.723 ~ 1.985，*P* 值是 0.484；在共显性遗传模型中的 *OR* 值是 1.664，95% CI 是 1.240 ~ 2.235，*P* 值是 0.001。经过年龄校准后，rs10891644 位点在隐性遗传模型中的 *OR* 值是 0.932，95% CI 是 0.538 ~ 1.614，*P* 值是 0.802；在显性遗传模型中的 *OR* 值是 1.669，95% CI 是 1.188 ~ 2.345，*P* 值是 0.003；在加性遗传模型中的 *OR* 值是 1.239，95% CI 是 0.695 ~ 2.208，*P* 值是 0.468；在共显性遗传模型中

的 *OR* 值是 1.716，95% CI 是 1.220 ~ 2.413，*P* 值是 0.002。rs10891644 位点在显性遗传模型和共显性遗传模型下基因型频率分布在高脂组和低脂组两组中有统计学差异（*P* < 0.01），其中，共显性遗传模型在 rs10891644 位点基因型在高脂组和低脂组中的分布的差异更显著。rs10891644 杂合子 GT 基因型携带者与纯合子 GG + TT 基因型携带者比较，肥胖风险增高。

表 3-6　位点 rs10891644 在不同遗传模型下与肥胖的关联

模型	基因型	高脂组	低脂组	*OR*(95% CI)	Adjusted *OR*(95% CI)	*P*($P_{Adjusted}$)	*h*($h_{Adjusted}$)
隐性	TT	29(0.35)	53(0.65)	0.911	0.932	0.701(0.802)	
模型	(GT + GG)	259(0.38)	431(0.62)	(0.564,1.469)	(0.538,1.614)		
显性	(TT + GT)	177(0.42)	241(0.58)	1.608	1.669	0.002(0.003)	
模型	GG	111(0.31)	243(0.69)	(1.195,2.163)	(1.188,2.345)		2.83(2.57)
加性	TT	29(0.35)	53(0.65)	1.198	1.239	0.484(0.468)	
模型	GG	111(0.31)	243(0.69)	(0.723,1.985)	(0.695,2.208)		
共显性	GT	148(0.44)	188(0.56)	1.664	1.716	0.001(0.002)	
模型	(TT + GG)	140(0.32)	296(0.68)	(1.240,2.235)	(1.220,2.413)		

注：*OR*，优势比；95% CI，95% 置信区间；*h*（显性程度）= ln（*OR*co）/ln（*OR*a），*OR*co，共显性遗传模型 *OR* 值，*OR*a，加性遗传模型 *OR* 值，Adjusted，对年龄进行校正。

在遗传学研究中，年龄和性别的影响通常被认为是必要的。为了避免性别的影响，本实验只招募了男性志愿者参与；为了尽量降低年龄的影响，我们还对分析模型中的 *P* 值、显性度（*h*）和 *OR*（95% CI）值进行了年龄校正，校正后的结果如表 3-6 所示（Ajusted）。

为了进一步分析 rs10891644 变异的遗传效应和遗传模型，比较了受试者不同基因型的体脂百分比（BF%）。如表 3-7 和图 3-3 所示，GT、TT 和 GG 的体脂百分比分别为 14.527 ± 8.447、13.491 ± 8.195 和 12.354 ± 7.548，GT 最高，其次是 TT 和 GG，GT 与 GG 之间、GT 与 GG + TT（共显性模型）之间、GT + TT 与 GG（显性模型）之间都具有非常显著性差异（*P* < 0.01），GG 与 TT（加性模型）之间、TT 与 GG + GT（隐性模型）之间没有显著性差异（*P* > 0.05）。这些结果进一步证明 rs10891644 变异对受试者体成分有显著影响，并且 rs10891644 变异属于超显性遗传模式。超显性遗传效应意味着，杂合子与纯合子相比，杂合子有更强的适应性，即杂交优势。因此，本书的机制研究主要集中于杂合子 GT 与纯合子 GG + TT 间的差异。

表 3-7   NNMT 基因多态性位点 rs10891644 不同基因型体脂百分比的比较

基因型	样本量	均值 ± 标准差
GG	353	12. 354 ± 7. 548
TT	82	13. 491 ± 8. 195
GT	333	14. 527 ± 8. 447 **
GG + GT	686	13. 408 ± 8. 065
GT + TT	415	14. 322 ± 8. 398##
GG + TT	435	12. 568 ± 7. 677 **

注：** 为 GG 与 GT、GT + TT 相比，$P < 0.01$；## 为 GT 与 GG + TT 相比，$P < 0.01$。

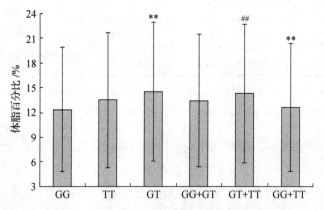

注：** 为 GG 与 GT、GT + TT 相比，$P < 0.01$；## 为 GT 与 GG + TT 相比，$P < 0.01$

图 3-3   rs10891644 不同基因型体脂百分比的比较

3.2.3   NNMT 基因 rs10891644 变异对体成分影响的行为学分析

通过对位点 rs10891644 两种基因型（GT 与 GG + TT）学生的问卷调查进行 Logistic 回归分析，问卷内容包括：饮食习惯（是否经常吃零食、是否爱喝饮料、是否喜欢素食和是否喜欢肉食）、运动情况（锻炼次数和锻炼时间）、生活方式（是否吸烟、是否喝酒、是否熬夜、出行方式是否以步行为主等）和心理因素（是否经常感觉压力大和是否经常忧虑）。两种基因型

（GT 与 GG + TT）影响因素的 Logistic 回归分析结果如表 3-8 所示，饮食习惯与运动情况对基因型有显著性影响（$P < 0.05$），其中，GT 基因型喜欢素食和每周锻炼次数的比例均低于 GG + TT 基因型的。其余指标包括爱吃零食、喜欢肉食、吸烟、喝酒、熬夜、出行方式、每天步行 2 km、每天坐 6 h 以上、每天上网 2 h 以上、感觉压力大及忧虑，在两种基因型中无显著性差异（$P > 0.05$）。这一结果说明 rs10891644 变异对受试者的饮食习惯与运动锻炼情况有一定的影响。

表 3-8　位点 rs10891644 基因型影响因素的 Logistic 回归分析结果

影响因素	指标	类别	GT	GG + TT	β	OR	CI	P
饮食习惯	喜欢吃零食	是	73(0.48)	80(0.52)	0.225	1.252	0.822 ~ 1.909	0.296
		否	155(0.45)	192(0.55)				
	喜欢喝饮料	是	146(0.44)	188(0.56)	-0.314	0.730	0.489 ~ 1.092	0.126
		否	82(0.49)	84(0.51)				
	喜欢肉食	是	213(0.45)	258(0.55)	-0.306	0.736	0.338 ~ 1.603	0.414
		否	15(0.52)	14(0.48)				
	喜欢素食	是	176(0.44)	227(0.56)	-0.474	0.623	0.390 ~ 0.995	0.048
		否	52(0.54)	45(0.46)				
运动情况	锻炼次数 ≥2 次/周	是	129(0.43)	173(0.57)	-0.420	0.657	0.440 ~ 0.981	0.040
		否	99(0.50)	99(0.50)				
	锻炼时间 ≥1 h/次	是否	68(0.51)	65(0.49)	0.516	1.676	1.083 ~ 2.594	0.021
			160(0.44)	207(0.56)				
生活方式	经常熬夜	是	104(0.42)	143(0.58)	-0.343	0.709	0.487 ~ 1.033	0.073
		否	124(0.49)	129(0.51)				
	经常吸烟	是	27(0.48)	29(0.52)	-0.001	0.999	0.548 ~ 1.821	0.996
		否	201(0.45)	243(0.55)				
	经常喝酒	是	12(0.60)	8(0.40)	0.734	2.083	0.773 ~ 5.616	0.147
		否	216(0.45)	264(0.55)				

续表

影响因素	指标	类别	GT	GG+TT	β	OR	CI	P
生活方式	出行方式以步行为主	是	210(0.46)	249(0.54)	0.142	1.153	0.587~2.266	0.680
		否	18(0.44)	23(0.56)				
	步行数 ≥2 km/天	是	127(0.43)	168(0.57)	-0.198	0.820	0.561~1.199	0.307
		否	101(0.49)	104(0.51)				
	坐着时间 ≥6 h/天	是	165(0.44)	213(0.56)	-0.363	0.695	0.447~1.082	0.107
		否	63(0.52)	59(0.48)				
	上网时间 ≥2 h/天	是	178(0.45)	214(0.55)	0.062	1.064	0.660~1.713	0.799
		否	50(0.46)	58(0.54)				
心理因素	经常感觉压力大	是	85(0.48)	91(0.52)	0.231	1.260	0.827~1.920	0.281
		否	143(0.44)	181(0.56)				
	经常忧虑	是	78(0.47)	89(0.53)	-0.003	0.997	0.643~1.543	0.988
		否	150(0.45)	183(0.55)				

3.2.4 NNMT 基因 rs10891644 变异对体成分影响的生理学分析

3.2.4.1 静息能量代谢与肥胖的关系分析

高脂组与低脂组静息能量代谢的比较 T 检验结果如表 3-9 所示，高脂组和低脂组的静息能量代谢（REE）分别为（372.077±81.943）(kJ/h) 和（295.168±65.050）(kJ/h)，排除体表面积影响后，高脂组与低脂组的静息能量代谢（REE/BSA）分别为（198.270±37.419）(kJ/h/m²) 和（183.028±38.067）(kJ/h/m²)，经过体重校正后，高脂组和低脂组的静息能量代谢（REE/Kg）分别为（4.901±0.909）(kJ/kg/h) 和（5.287±1.096）(kJ/kg/h)（图 3-4）。高脂组与低脂组的 REE、REE/BSA 和 REE/Kg 都具有显著性差异（$P<0.05$），其中，经过体重校正后高脂组的 REE/Kg 明显高于低脂组，这表明体重是影响静息能量代谢的一个重要因素。

表 3-9　高脂组与低脂组的静息能量代谢比较

指标	高脂组 （$n=88$）	低脂组 （$n=63$）
REE （kJ/h）	372.077 ± 81.943 **	295.168 ± 65.050
REE/BSA （kJ/h/m²）	198.270 ± 37.419 *	183.028 ± 38.067
REE/Kg （kJ/kg/h）	4.901 ± 0.909 *	5.287 ± 1.096

注：* 为 $P<0.05$ ，** 为 $P<0.01$ ，REE 为静息能量代谢率，BSA 为体表面积，Kg 为体重。

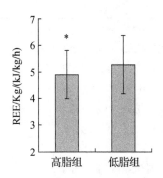

注：* 为高脂组与低脂组相比，$P<0.05$

图 3-4　高脂组与低脂组 REE/Kg 的比较

3.2.4.2　rs10891644 变异对静息能量代谢的影响

rs10891644 不同基因型静息能量代谢的差异比较如表 3-10 所示，rs10891644 不同基因型 REE/Kg 的差异比较如图 3-5 所示。GG、TT 和 GT 的静息能量代谢（REE）分别为（325.913 ± 80.545）（kJ/h）、（338.132 ± 93.335）（kJ/h）和（353.286 ± 85.888）（kJ/h），排除体表面积影响后，GG、TT 和 GT 的 REE/BSA 分别为（188.543 ± 38.494）（kJ/h/m²）、（187.439 ± 32.550）（kJ/h/m²）和（195.257 ± 39.439）（kJ/h/m²），经过体重校正后，GG、TT 和 GT 的 REE/Kg 分别为（5.061 ± 1.002）（kJ/kg/h）、（4.920 ± 0.810）（kJ/kg/h）、（5.055 ± 1.044）（kJ/kg/h），经过体重校正后的静息能量代谢（REE/Kg）GG 型最大，GT 第二，TT 最小，没有显著性差异（$P>0.05$）。GG+GT、GG+TT 和 GT+TT 的静息能量代谢（REE）分别为（339.801 ± 84.120）（kJ/h）、（327.898 ± 82.242）（kJ/h）和（350.883 ± 86.686）（kJ/h），GG+GT、GG+TT 和 GT+TT 的 REE/BSA 分别为（191.950 ± 38.978）（kJ/h/m²）、（188.364 ± 37.404）（kJ/h/m²）和（194.018 ± 38.353）（kJ/h/m²），GG+GT、GG+TT 和 GT+TT 的

REE/Kg 分别为（5.058 ± 1.020）（kJ/kg/h）、（5.038 ± 0.970）（kJ/kg/h）和（5.034 ± 1.007）（kJ/kg/h），GT 与 GG、TT 之间、GT 与 GG + TT（共显性模型）之间、GT + TT 与 GG（显性模型）之间、TT 与 GG（加性模型）之间、TT 与 GG + GT（隐性模型）之间都没有显著性差异（$P > 0.05$）。这一结果说明 rs10891644 变异对受试者的静息能量代谢没有影响。

表 3-10   rs10891644 不同基因型静息能量代谢的比较

基因型	指标	均值 ± 标准差
	REE（kJ/h）	325.913 ± 80.545
GG	REE/BSA（kJ/h/m²）	188.543 ± 38.494
	REE/Kg（kJ/kg/h）	5.061 ± 1.002
	REE（kJ/h）	338.132 ± 93.335
TT	REE/BSA（kJ/h/m²）	187.439 ± 32.550
	REE/Kg（kJ/kg/h）	4.920 ± 0.810
	REE（kJ/h）	353.286 ± 85.888
GT	REE/BSA（kJ/h/m²）	195.257 ± 39.439
	REE/Kg（kJ/kg/h）	5.055 ± 1.044
	REE（kJ/h）	339.801 ± 84.120
GG + GT	REE/BSA（kJ/h/m²）	191.950 ± 38.978
	REE/Kg（kJ/kg/h）	5.058 ± 1.020
	REE（kJ/h）	327.898 ± 82.242
GG + TT	REE/BSA（kJ/h/m²）	188.364 ± 37.404
	REE/Kg（kJ/kg/h）	5.038 ± 0.970
	REE（kJ/h）	350.883 ± 86.686
GT + TT	REE/BSA（kJ/h/m²）	194.018 ± 38.353
	REE/Kg（kJ/kg/h）	5.034 ± 1.007

注：REE 为静息能量代谢率；BSA 为体表面积；Kg 为体重。

3.2.4.3   rs10891644 变异对体肌百分比的影响

体肌百分比是衡量人体肌肉发达程度的一个重要指标，它很大程度上受体脂百分比的影响，体脂百分比越高，体肌百分比越低。高脂组与低脂组体肌百分比的比较如表 3-11 和图 3-6 所示，高脂组的体肌百分比是 36.22% ± 5.23%，低脂组的体肌百分比是 43.26% ± 2.81%，高脂组的体肌百分比低于低脂组，并且高脂组与低脂组之间具有非常显著性差异（$P < 0.01$）。

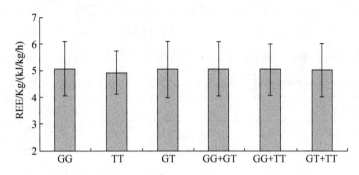

图 3-5　rs10891644 不同基因型 REE/Kg 的差异比较

表 3-11　高脂组与低脂组体肌百分比的比较（均值 ± 标准差）

体型	n	体肌百分比/%	P
高脂组	288	36.22 ± 5.23	0.000**
低脂组	494	42.26 ± 2.81	

注：** 为 $P < 0.01$。

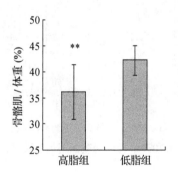

注：** 为高脂组与低脂组相比，$P < 0.01$。

图 3-6　高脂组与低脂组体肌百分比的比较

　　rs10891644 不同基因型体肌百分比的比较结果显示（表 3-12、图 3-7），GG、TT 和 GT 的体肌百分比分别是 40.68% ± 4.47%、39.95% ± 3.89% 和 39.43% ± 5.41%，GG 的体肌百分比最高，其次是 TT，GT 最小。GG + GT、GG + TT 和 GT + TT 的体肌百分比分别是 40.07% ± 4.98%、40.54% ± 4.37% 和 39.53% ± 5.15%，GG 与 GT 之间、GG 与 GT + TT（显性模型）之间、GT 与 GG + TT（共显性模型）之间也具有非常显著性差异

（$P < 0.01$）。从表3–7、表3–12、表3–10的结果可以得出GT的体脂百分比比GG + TT高、体肌百分比比GG + TT低，GT的REE、REE/BSA比GG + TT高，但REE/Kg比GG低，可以说明杂合子GT型容易肥胖，而纯合子容易偏瘦。

表3–12　rs10891644不同基因型体肌百分比的比较（均值±标准差）

基因型	n	体肌百分比/%
GG	353	40.68 ± 4.47
TT	82	39.95 ± 3.89
GT	332	39.43 ± 5.41 **
GG + GT	685	40.07 ± 4.98 ##
GG + TT	435	40.54 ± 4.37
GT + TT	414	39.53 ± 5.15 **

注：** 为GG与GT、GT + TT相比，$P < 0.01$；## 为GT与GG + TT相比，$P < 0.01$。

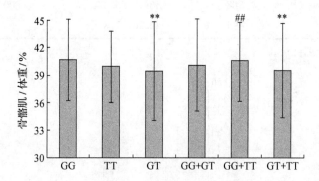

注：** 为GG与GT、GT + TT相比，$P < 0.01$；## 为GT与GG + TT相比，$P < 0.01$。

图3–7　rs10891644不同基因型体肌百分比的比较

3.3　分析与讨论

3.3.1　我国大学生肥胖的现状分析

肥胖是一种严重危害人类健康的慢性疾病，是全球关注的主要公共卫生问题。肥胖的发生原因是多方面的，如遗传因素、饮食习惯、生活方式、环境等。据世界卫生组织统计，到2015年，全世界成人超重者大约有23亿，肥胖者超过7亿[11]。肥胖不仅在欧美等发达国家增长迅速，在我国也正以令人担忧的速度增长，有相关研究表明，肥胖现象正在我国大学生群体中迅速蔓延，并呈现出从城市到农村、逐渐低龄化的趋势[12]；于芳等（2005）研究结果显示，中北大学学生的超重、肥胖率分别为 11.21% 和 8.46%，其中，男大学生的肥胖率显著高于女大学生[13]；王艳（2007）对石河子大学 1～4 年级 2016 名在校本科生调查结果显示，该校大学生超重/肥胖率为 11.3%[14]；李永强等（2013）调查结果显示，广东某高校大学生超重和肥胖的比例分别是 14.76% 和 8.04%，其中，城市男生肥胖的比例显著高于农村男生[15]；易礼兰等（2007）调查结果显示，某大学近 3 年新生总肥胖率为 3.57%，其中，男大学生肥胖率高于女性[16]；符文华等（2007）调查结果显示，沈阳市大学生超重率和肥胖率分别为 14.6% 和 5.8%，且男生肥胖率显著高于女生[17]。这些研究结果表明，目前我国大学生人群的肥胖状况令人担忧。本研究调查结果显示，江西师范大学男大学生超重率和肥胖率分别为 12.51% 和 4.43%，这说明江西师范大学男大学生超重/肥胖的比例虽然比其他学校低，但是形势不容乐观。

3.3.2　肥胖的遗传因素分析

肥胖者具有显性遗传倾向，有研究已经发现肥胖者有引起肥胖的遗传基因，即一个或多个基因的突变和变异是肥胖的基础[18]。这就说明基因遗传因素可能在肥胖发病中起重要作用，且对人群进行基因多态性筛选中发现肥胖的易感基因已成为当前肥胖研究的热点。本研究发现，人类 NNMT 基因有一个位点（rs10891644）与肥胖的风险之间有关联，而且 rs10891644 杂合子 GT 基因型携带者与纯合子 GG + TT 基因型携带者比较，肥胖风险增高。NNMT 的生理作用就是转移 SAM 的甲基，催化 Nam 的甲基化，生成 Me-Nam。首先，Nam 是 NAD^+ 的前体物质，Nam 甲基化将直接影响 NAD^+ 的水平，而 NAD^+ 是机体能量代谢的关键辅酶，直接参与了有氧氧化的全过程，NAD^+ 水平的变化会直接影响机体的能量代谢过程。其次，SAM 不但是烟酰胺的甲基供体，同时也是 DNA 甲基化过程中甲基的主要来源，因此，NNMT 水平的变化将直接影响到多种蛋白的基因表达。张钧（2010）利用基因芯片技术对 NNMT 转染前后的 SW480 细胞株进行了比较分析，结果发现，转染前后表达差异超过 2 倍的基因有 30 多个，并且这些基因大部分与糖、脂代谢及氧化呼吸链有关[6]。Kraus 等（2014）发现 NNMT 基因低表达可以明显降低小鼠 NNMT 的表达、显著增加小鼠在静息状态的耗氧量[5]。从这些报道来看，大部分研究都证明了 NNMT 对能量代谢具有显著的调节作用，而能量代谢低于能量摄入是造成体内脂肪蓄积从而引起肥胖的一个重要原因。

一些研究结果显示，在单纯性肥胖的发病机制中，遗传因素对肥胖形成的作用占 20%~40%，还有一些研究表明，40%~70% 肥胖由遗传因素决定。Lee 等（2006）研究发现，父母双方肥胖其后代发生肥胖的概率约为 70%，父母中其中一方肥胖，其子女发生肥胖的概率约为 40%[19]。李纯颖等（2006）调查显示，肥胖儿童的父母双方或一方肥胖者明显多于对照组儿童[20]。袁萍等（2002）的 Meta 分析结果显示，父母肥胖史、常吃油腻食物、不良饮食习惯和活动少是儿童单纯性肥胖发生的危险因素[21]。

3.3.3 肥胖的行为学分析

肥胖是由遗传因素和环境因素共同作用的结果，尽管遗传因素对肥胖的发生有至关重要的作用，但是随着科技的进步，全球迅速增长的肥胖率已无法单纯用遗传因素来解释。饮食习惯、生活方式和运动情况等环境因素都是引起肥胖发生的重要因素。

3.3.3.1 肥胖与饮食习惯

不良的饮食习惯是造成肥胖的另一个主要因素。Hammer 等（1992）相关研究指出，肥胖与食物种类选择及进食速度这两种进食特点有关[22]。姚零陵等（2009）研究结果显示，进食速度快、喜欢吃肉等习惯是中小学生肥胖的危险因素[23]。李栋等（2011）研究调查显示，肥胖组进食各种肉类食物的比例高于对照组[24]。刘玉梅等（2009）调查显示，每日肉食摄入量与肥胖的发生密切相关[25]。姚宇航等（2014）调查结果显示，肉食为主、饮食偏咸是体重超标的危险因素[26]。易礼兰等（2007）调查结果显示，与肥胖的相关因素包括父母肥胖史、食欲好、喜荤食、进食速度快等[16]。大学生肥胖的人数在不断增加，这可能是由于大学生进入大学之后，学业压力没有高中时期那么繁重，再加上饮食由自己自由安排，进食过多高脂肪、高热量的食物导致的。因肉类食物含有大量的脂肪，脂肪较高的食物其能量密度也较高，摄入高脂肪含量食物容易导致能量摄入过多，由此引起热量摄入与消耗失衡，造成脂肪在体内的过度蓄积，从而导致肥胖。

3.3.3.2 肥胖与运动习惯

身体脂肪的增加是由于人体运动量减少所致。刘璐（2014）对 92 名肥胖儿童的调查结果显示，每天坐着时间 >2 h 的儿童（14.10%）比每天坐

着时间 < 2 h（5.81%）多，每天运动时间 < 1 h 的儿童（25.48%）比每天运动时间 > 1 h（3.71%）的多[27]。袁萍等（2002）的 Meta 分析发现，每天看电视时间过长和不爱参加体育活动与儿童肥胖有明显关联[21]。符文华等（2007）研究发现，运动不足、饮食结构不合理和精神因素等不良生活方式是造成大学生肥胖的主要因素[17]。王艳等（2007）研究结果表明，长时间静坐（> 8 h/天）是超重和肥胖的主要影响因素[14]。张振峰等（2012）研究结果显示，大学生发胖的主要原因是饮食不合理和缺乏体育锻炼[28]。李娟等（2013）对 26 名单纯性肥胖青少年进行为期 6 周的运动干预后发现，肥胖青少年的体重、体脂百分比、安静心率等指标均明显下降[29]。王蓓蓓（2005）把 45 名单纯性肥胖少年分为肥胖运动组 27 名和肥胖对照组 18 名，根据每个受试者的最大摄氧量制定为期 12 周的不同运动处方，结果发现 12 周有氧运动使男女肥胖青少年的瘦体重增加，体脂百分比减少，身体质量指数（BMI）降低，肥胖度减少[30]。吴丽萍等（2006）对超重和肥胖女大学生进行 15 周运动和营养干预后，发现超重和肥胖女大学生的体重、BMI、腰臀比（WHR）、体脂百分比、皮脂厚度都有显著性下降[31]。白义松（2015）通过对普通高校肥胖学生的研究发现，缺乏锻炼是大学生肥胖形成的主要原因，并制定了以有氧运动为主的运动方案，结果显示肥胖大学生的体重、脂肪含量、腰围、臀围都明显下降，肌肉重量明显增加[32]。本研究结果显示，rs10891644 变异对受试者的饮食习惯与运动锻炼情况有一定的影响，GT 基因型喜欢素食和每周锻炼次数的比例均低于 GG + TT 基因型的。这说明运动不足是造成肥胖的另一主要因素。现在大学生大量时间都耗费于闲暇娱乐当中，自觉参加运动锻炼的明显减少，从而出现运动不足，这就使能量消耗减少，由于胰岛素抵抗性增大，而直接导致耐糖能量低下，有利于肥胖的发生。

3.3.4　肥胖与静息能量消耗

肥胖是长期能量摄入与能量消耗不平衡的结果。如果想控制肥胖应从能量摄入与能量消耗这两方面入手。减少能量摄入的主要方法是节食和服用一些抑制食欲和消化吸收的药物，运动是增加能量消耗最有效、不良反应最小且最健康的方法。有研究表明，运动能增加能量消耗，而能量消耗与肥胖呈负相关，运动不仅能增加能量消耗，还能提高人体的静息代谢率。许多研究表明，适宜的体育锻炼有助于预防和控制肥胖的发生和发展。Kay Meta 等调查发现有代谢障碍受试者运动量与内脏脂肪减少没有显著相关关系，但对于无代谢障碍的肥胖者，有氧运动可减少内脏脂肪且有显著效果。Yamauchi 等（2004）调查发现，相扑运动员的静息能量消耗比未训练过的大学生高（$P < 0.01$）[33]。朱琳等（2011）调查结果显示，肥胖青少年静息和运动时的耗氧量均高于正常青少年，但排除体重影响后，肥胖青少年静息和运动时的耗氧量均低于正常青少年[34]。国外学者也有类似报道[35,78]。本研究结果显示，高脂组的 REE、REE/BSA 高于低脂组的，但是经过体重校正后，高脂组的 REE/Kg 比低脂组的低，这与大多数研究结果基本一致。

3.3.5 肥胖与体肌百分比

肌肉是体成分中重要的成分，肌肉的发达程度直接影响体力活动能力和运动能力。体肌百分比主要反映了肌肉的含量，体肌百分比越高，说明肌肉越发达，潜在能量也越大，反之，则说明肌肉越薄弱，肥胖程度就越高。本研究结果显示，高脂组的体肌百分比较低脂组的低，NNMT 基因 rs10891644 位点 GG 的体肌百分比最高，其次是 TT，GT 最低。体肌百分比是衡量肥胖与否的一个重要因素。从本研究的结果来看，NNMT 基因 rs10891644 位点变异与体肌百分比也有较为明显的关系，这可能也是 NNMT 基因 SNP 变异影响体成分的另一个重要原因。

3.4 小结

①NNMT 基因多态性与肥胖显著相关，其中，rsl0891644 变异对体成分具有明显的影响。

②从生理学分析结果来看，较低的相对静息能量消耗率（RREE = REE/体重）是肥胖的重要原因之一，但是 rsl0891644 变异并没有引起 RREE 的显著变化，可见 rsl0891644 变异并不是通过调控 REE 这一途径来改变体成分的。

③从行为学分析的结果来看，rsl0891644 变异对饮食爱好与运动习惯产生了明显的影响，这可能是 rsl0891644 变异导致体成分改变的主要因素。

3.5 文献综述

随着社会经济的快速发展，人类生活水平的提高，饮食习惯和生活方式的改变，每年肥胖的人数呈现迅速上升的趋势。肥胖是指人体内脂肪量超过正常范围，并可能引起人体生理功能出现异常或潜伏着诱发其他疾病的一种状态[36]，也就是说，肥胖是长期能量摄入与能量消耗之间不平衡的结果。肥胖不仅在欧美等发达国家增长速度快，在一些发展中国家尤其是亚洲和一些太平洋岛国，肥胖的速度也在迅速上升。据统计，目前，美国出现超重或肥胖的男性大约有 20%，女性大约有 25%；在欧洲的 35～65 岁人群中，大约有 15% 的男性和 22% 的女性出现超重和肥胖；我国有 20%～30% 的成人出现超重和肥胖[37]。

众所周知，肥胖不仅影响人们的外在美，给心理带来负担，给生活和工作带来诸多不便，还会增加一些慢性代谢性疾病（如 2 型糖尿病、高血压、血脂异常、冠心病及某些癌症）的患病风险，甚至缩短寿命。因此，肥胖已成为全球日益关注的健康问题，肥胖的预防也已成为 21 世纪全球面临的最重大公共卫生挑战。

随着人们对肥胖研究的不断深入，越来越多的危险因素逐渐被人们所认识，研究证实肥胖的发病机制是一个复杂的过程，是由先天遗传因素和后天环境因素长期共同作用的结果，其中，遗传因素是肥胖发生的内在基础，而环境因素是肥胖发生的外部条件，遗传因素已被证实在肥胖的发生发展中起着一定的作用。对欧美国家进行的流行病学调查显示，肥胖具有明显的家族聚集性，与非肥胖父母相比，如果父母都肥胖其子女发生肥胖的概率为 70%～80%；若父母中一方肥胖，其子女发生肥胖的概率为 40%～50%[38]。肥胖是由于能量摄入与能量消耗长期不平衡的结果。饮食的成分和数量直接影响能量的摄入，在每日的能量摄入超过能量消耗的条件下，脂肪在体内堆积，患肥胖的概率就更大，个体的基因型决定肥胖的程度及脂肪堆积的数量，通过全基因组关联研究发现已有约 50 个基因位点与肥胖有关，其中，FTO 基因是公认的与肥胖关联最确切最强的易感基因。FTO 基因 rs9939609 多态性与身体质量指数、肥胖、高血压和糖尿病等密切相关。除此之外，Yiannakouris 等（2001）对 118 名体脂百分比为肥胖的肥胖者进行 3 种多态的检测，并同时测定肥胖者的身体质量指数（BMI）、血清瘦素浓度及每日摄入的脂肪量、能量等指标，结果发现，Lys109Arg 的多态性与肥胖症的发生及患者的体脂分布情况有关[39]。欧泽金（2013）对 1631 名中国汉族人群研究发现，CRTC3 和 UCP1 基因多态性与超重和脂类代谢紊乱风险有关联，但未发现 UCP1 基因多态性位点 rsl800592 与肥胖的风险之间存在关联[40]。

闫振成等（2005）发现 PPARD + 294T/C 基因多态性与肥胖及脂代谢异常密切相关，表明 PPARD 在脂肪细胞的分化中发挥着重要作用[41]。

综上所述，随着人们对肥胖研究的不断深入，越来越多与肥胖有关的基因逐渐被人们所发现，并用于相关疾病的预防。肥胖是糖尿病、高血压、心脑血管病及某些癌症等成人代谢性疾病的高风险因素，而这些疾病又是目前威胁人类健康的主要疾病。大量的研究显示，NNMT 在直肠癌、甲状腺乳头状癌、肾癌、胃和胰腺等肿瘤组织有过表达，这就表明 NNMT 可能参与肿瘤细胞的多种生物功能，与肿瘤的发生和发展有关。因此，对于减少疾病的发生主要是预防和治疗肥胖，在这之前必须要先了解自己的体成分，判定一个人肥胖与否的最直接、准确的方法就是测其身体的脂肪含量。预防与治疗肥胖最主要的方法就是减少能量摄入（如控制饮食、减少高脂膳食的摄入）和增加能量消耗（如运动锻炼、提高身体活动水平）[36,42]，而静息状态下能量的消耗占总能量消耗的 60% ~ 70%，因此，静息能量消耗的测试可以用来评价受试者的肥胖程度，为饮食和运动提供合理的方案。

3.5.1 多态性的相关研究（SNP）

单核苷酸多态性是指在基因组水平上由单个核苷酸的变异所引起的 DNA 序列多态性，不同的等位基因在特定位置上有不同的碱基对，任何一种等位基因在群体中的频率不小于 1%[43]，它以单个碱基的转换、颠换、插入及缺失等形式存在[44]。大约有 2/3 的单核苷酸（SNP）多态性是由转换变异引起的[45]。在人类的研究中，从 EST 序列过得的 SNPs，转换变异引起的单核苷酸（SNP）多态性是颠换的 1.7 倍[46]。

作为近年来最有发展潜力的第三代分子标记，单核苷酸多态性具有以下4 个特点：①稳定遗传性高；②数量多，分布广泛；③易于基因分型；④检测快速，易于实现自动化分析。因其在基因组中具有数量多、分布广和稳定遗传等特点，因而更适用于数量庞大的检测分析，已被广泛应用于医学、农学、生物等众多领域。虽然 SNP 标记的数量多，但是在单个基因或者整个基因组中 SNP 的分布是不平均的[47]，甚至在基因组中的位置不能确定。SNP 在基因组按其分布的位置可以分为 3 类：第一类是分布在基因编码区的 SNP，称为 cSNP[48]；第二类是分布于非编码区的 SNP，被称为 pSNP，遍布于基因组的大量单碱基变异；第三类是分布在基因之间的间隔区的 SNP，被称为 iSNP。大部分 SNP 位于基因组的非编码区，虽然它们对个体的表现型是没有意义的，但是对于群体而言，这些 SNP 作为遗传标记，在群体遗传和生物进化史中却发挥着重大作用[43]。

3.5.2　TagSNPs 的相关研究

在基因组中，SNP 不是随机分布的。某些 SNP 位点的等位基因同时出现在一个单体型中的次数多于自由分离重组的期望值，即存在连锁不平衡（LD）。LD 区可推测其余 SNP 在基因组中的分型信息的 SNP，称为 TagSNP[49]。

TagMan SNP 检测分型技术需要一对 PCR 引物和一对双标记的 TagMan 探针，TagMan 探针含有 SNP 位点，每一个特异性的探针由一种荧光染料标记（FAM 基团和 VIC 基团）。在进行 PCR 扩增过程中，如果目标序列与探针完全配对，TaqDNA 聚合酶就能将发光基团从探针上切下来从而发出荧光；如果目标序列中存在突变碱基，与探针不能完全配对，TagDNA 聚合酶的切割活性就会降低，不能切割荧光基团。因此根据荧光的变化，就可以将碱基突变的 DNA 片段和正常的 DNA 片段区分开来[50]。TagMan 探针技术具有操作简单快速、分型准确和检测灵敏度高等特点，适合用于少量位点大量样本（几千个）的分型项目。

3.5.3　NNMT 基因多态性的相关研究

烟酰胺 N-甲基转移酶（Nicotinamide N-methyltransferase，NNMT）基因位于人类第 11 号染色体（11q23），由 3 个外显子和 2 个内含子构成。烟酰胺 N-甲基转移酶（Nicotinamide N-methyl transferase，NNMT）的生理作用是以 S-腺苷甲硫氨酸（SAM）为甲基供体，催化烟酰胺（Nicotinamide，Nam）的甲基化，生成甲基烟酰胺（Methylnicotinamide，Me-Nam）。由于烟酰胺以 NAD^+ 的形式直接参与了糖、脂肪和蛋白质这三大能量物质的代谢过程，所以，NNMT 的表达水平对机体的能量代谢具有明显的影响。NNMT 位于细胞质内，主要表达于肝脏组织中，其次在心、脑、肺、肾及骨骼肌等组织中也有一定的表达[51]。在大量文献当中，NNMT 主要在心脑血管病与肿瘤这两个方面研究的最多。

①NNMT 基因在心脑血管病研究领域受到关注的主要原因在于 NNMT 对烟酰胺代谢的特殊作用，而烟酰胺的代谢过程及代谢产物与冠心病、中风、动脉硬化、糖尿病、阿尔茨海默病、帕金森氏症、精神分裂症等多种心脑血管病高度相关[52]。首先，众所周知，许多心脑血管病与能量代谢失衡或肥胖

关系密切，而我们的前期研究表明，烟酰胺代谢与肥胖（Li，2011）及能量代谢类型（Li，2011）明显相关[3-4]，因为烟酰胺以 NAD$^+$ 的形式直接参与了糖、脂肪和蛋白质这三大能量物质的代谢过程；其次，NNMT 在催化烟酰胺甲基化生成 *N*-甲基烟酰胺（*N*-methylnicotinamide，MNA）的同时，转移了 *S*-腺苷蛋氨酸（SAM）中的甲基，生成 *S*-腺苷同型半胱氨酸（SAH），SAH 进一步脱去腺苷，生成同型半胱氨酸（Hcy）[53]，而高同型半胱氨酸血症是静脉血栓形成、心肌梗死、中风、充血性心脏衰竭、阿尔茨海默病等心脑血管病的独立危险因素之一[54,58]。因此，近年来有关 NNMT 活性与心脑血管病关系的研究很多，许多报道已经直接证明了它们之间具有高度的相关性[8,55-57]。

鉴于 NNMT 基因 SNPs 对 NNMT 活性的影响，其在心脑血管病中所扮演的角色也日渐受到了重视。Souto 等（2005）首先报道了西班牙人 NNMT 基因有 12 个 SNPs，并且其中 1 个非编码区的 SNPs 位点（dBSNP：rs694539）A/G 多态性与血清同型半胱氨酸（Hcy）水平显著相关[58]。张玲等（2008）在日本的研究显示，NNMT 基因 A/G 多态性可能与叶酸、MTHFRC677T 多态性存在相互作用而影响血清 Hcy 水平[54]。最近有关 NNMT 基因与某些心脑血管病关系的直接研究也正在增多：van Driel 等（2008）报道，NNMT 基因 AG/AA 型携带者在低烟酰胺摄入与药物暴露作用下患先天性心脏病的风险增加了 8 倍[59]；Giusti 等（2008）报道 NNMT 基因多态性与腹主动脉疾病有关[60]；de Jonge 等（2009）报道 NNMT 基因多态性与小儿淋巴细胞性白血病有关[61]；Bubenek 等（2012）报道，外周动脉闭塞性疾病的发生、发展与 NNMT 基因表达及血清 NNMT 水平上升密切相关，并且 NNMT 基因表达水平与低密度脂蛋白水平呈明显正相关、与高密度脂蛋白水平则呈明显负相关[57]；另外，根据 Bromberg 等（2012）报道，目前 HapMap 数据库中，人类 NNMT 基因已经确定的标签 SNPs 就有 14 个之多（$r^2 = 0.8$），其中，以色列人 NNMT 基因的 2 个 SNPs（rs694539 和 rs1941404）及好几个单倍型与精神分裂症明显相关[62]。可见，人类 NNMT 基因 SNPs 确实与心脑血管病具有明显的相关性，但是这些 SNPs 的功能及其在心脑血管病形成中的作用尚未见有相关报道。

②NNMT 是一种癌代谢相关产物，可减弱癌细胞的甲基化潜能，通过改变 SAM/SAH 来调节蛋白的甲基化，且 NNMT 诱导的低甲基与肿瘤的迁移相关[7]。肖建新等（2013）对 76 例非酒精性脂肪性肝炎患者与 170 例正常者进行对比的研究表明，NNMT 基因多态性与非酒精性脂肪性肝炎具有明显的

相关性[63]。Roessler M 等（2005）研究证明 NNMT 在结肠癌组织中为高表达蛋白，从结肠癌患者血液分析显示，NNMT 的受试者操作曲线临界值为 0.84，优于癌胚抗原（0.78）[64]。牟波等（2007）报道，NNMT 可以催化对维持细胞功能极为重要的烟酰胺甲基化，其在糖尿病 B 细胞内表达上调可能会引起细胞内能量代谢障碍而导致 B 细胞损伤[65]。

3.5.4　体成分的相关研究

体成分又叫身体成分，是 19 世纪末 20 世纪初生化学家提出来的。体成分是指组成人体各组织器官内的所有总成分，主要有水分、蛋白质、脂肪、肌肉、矿物质、骨骼等[66]。

体成分是反映人身体内部结构状况的重要指标之一。人体成分的测量不仅可以了解身体的比例、健康及衰老程度，还可以为多种疾病的诊断与防治提供有价值的信息。体成分的测量有直接测量法和间接测量法两种，通常最常用的是间接测量法。间接测量法有很多种，如形态学测量法、水中密度测量法、生物电阻抗分析法、双能 X 射线吸收法、全钾同位素法、空气置换体积法等 10 多种[67]。

①形态学测量法主要包括身高、体重、身体质量指数（BMI）、腰臀比（WHR）及皮褶厚度等指标的测量。其优点是测量方法简单，适用于各年龄阶段的人群，缺点是测量误差大。②水下称重法又称密度测量法，是一种传统的、经典的、可靠的体成分估算方法，是目前公认的体成分测定的"黄金标准法"。它是通过人体在水中和陆上的体重变化来测量身体密度和人体体积，从而推算出体脂重和去脂体重。其优点是测量结果较准确，误差比较小，缺点是耗时多，所用仪器携带不方便，操作较复杂，而且不适合幼童、体质较弱和老年人等群体，也不能测定局部脂肪的含量。③生物电阻抗分析法是根据欧姆定律，利用脂肪组织与非脂肪组织电阻率不同的原理来测定人体脂肪含量（脂肪组织的电阻率通常高于非脂肪组织）。其优点是价格相对低廉、操作快速简便、重复性好、测量结果精确，适用于大规模群体研究，缺点是不能测量局部体脂。④双能 X 射线吸收法是利用体内非脂肪组织、脂肪组织和骨矿组织等不同组分对同一能量射线的吸收率有一定差异，同一身体组分对不同能量射线的吸收率也有很大差异的现象，以两束能量不同的微弱 X 线照射受试者，通过测定 X 线的吸收情况和通过计算机软件进行定量分析推算人体成分[68]。其优点是简便、安全、精确度高，缺点是价格昂

贵、受体重的限制、接触射线很少。⑤同位素稀释法是通过测定人体内水分的含量，计算出人体除脂肪以外身体的重量，并由此得出体内脂肪的重量。其优点是测定值的变异系数小，误差在 1% 左右，缺点是测量费用高、技术难度大和不能测量局部体脂含量。综上所述，测量体成分的方法很多，每种方法都有其优点和缺点，而在实际操作中应推荐使用安全简单、可靠准确和价格低廉的测量方法。在本研究中采用的是生物电阻法（X-SCAN PLUS Ⅱ体成分测试仪）进行体成分的测量，它能够测量机体的体重、脂肪重量、体脂百分比、骨骼肌含量、去脂体重、肌肉含量、身体总水分、细胞外液、细胞内液、体细胞重量、腰臀比、内脏脂肪面积、内脏脂肪含量、皮下脂肪含量、蛋白质含量、矿物质含量等，可以对受试者的身体做出健康评估。

综上所述，肥胖会增加糖尿病、心脑血管病等相关疾病患病率的风险。1990 年以来，我国对约 24 万成人的 13 项大规模流行病学调查结果显示，肥胖者（BMI ≥ 24 kg/m²）患高血压的危险是体重正常者（BMI 在 18.5 ~ 23.9 kg/m²）的 3 ~ 4 倍，患糖尿病的危险是体重正常者的 2 ~ 3 倍。但是 BMI 不能准确地反映出人体的实际脂肪含量，所以用 BMI 评价肥胖程度存在一定的局限性。

有研究发现大学生的体成分与 20 世纪 90 年代以前相比发生了明显的变化，变化趋向是身体脂肪含量越来越高，而去脂体重却越来越低，以致造成肥胖。大学阶段是学习理论知识、参加社会实践的关键时期，大学生的体成分如何，已成为社会关注的话题。大部分研究都是关于 BMI 与体成分这方面的，很少有体脂百分比与体成分这方面的研究，而且研究对象多针对儿童、青少年或老年人，有关大学生的研究甚少。

3.5.5 肥胖的影响因素（静息能量代谢）

肥胖是能量摄入与能量消耗长期不平衡的结果。饮食的成分和数量直接影响能量的摄入，随着经济水平的提高，人们摄入越来越多的高脂高能量食物，导致能量摄入越来越高。与此同时，由于科技水平的不断提高，大多数人从事办公室的工作，相应的体力活动减少，从而总能量消耗就减少。长期的能量摄入大于能量消耗，导致人们的体重逐渐增加，患肥胖的概率就越来越高[39,69]。人体总能量消耗（Total Energy Expenditure, TEE）由静息能量消耗（Rest Energy Expenditure, REE）、身体活动能量消耗（Physical Activity Energy Expenditure, PAEE）和食物的特殊动力效应（Food Special Power

Energy Consumption，FSPEC）这 3 个部分组成[34]。其中，静息能量消耗（REE）占总能量消耗的 60%~70%[70]，食物的特殊动力效应只占总能量消耗的 10% 左右[71]。由此可见，静息能量消耗微小的变化即可对人体总能量平衡产生重大影响。

静息能量消耗（REE）是指禁食 2 h 以上，在适宜的温度下，安静平卧或安坐半小时以上所测得的人体能量消耗[34]。静息能量代谢测定的方法有直接测定法（Direct Calorimetry，DC）和间接测定法（Indirect Calorimetry，IC）两种。其中，间接测定法是测量静息能量消耗的金标准[72]，是临床上比较常用的测量方法。

静息能量代谢是影响体成分的重要因素之一。研究证明，排除体重影响后超重/肥胖者的静息能量消耗显著低于正常者，并且腹型肥胖者的静息能量消耗也显著低于非腹型肥胖者[73-74]。同时城市人群的静息能量消耗水平低于农村人群[73]。一项对 109 名中国成人的研究调查显示[74]，以腰围诊断的腹型肥胖者的静息能量消耗较非腹型肥胖者低，该研究还发现，腹部脂肪的增加与经过体重校正后的静息能量消耗的减少独立相关（男性 30%，女性 13%）。还有研究显示，易发生肥胖的民族静息代谢率比非肥胖的其他民族低[75-76,79]，在同种族中肥胖者较正常体重者的静息代谢率低[77,79]。这些都表明，静息能量代谢与肥胖有关，体型越胖，静息能量代谢水平越低。

肥胖是高血压、糖尿病、心脑血管病及某些肿瘤、癌症等成人代谢性疾病的一个重要危险因素，而 NNMT 基因多态性在心脑血管病和肿瘤中有较高的表达，并且体脂高是肥胖的一个显著特征，静息能量代谢水平低也可能是造成肥胖的原因之一。所以，NNMT 基因多态性可能与肥胖有关，但是，HapMap 数据显示，人类 NNMT 基因的 SNPs、等位基因频率分布、体成分及静息能量代谢都存在明显种族和地域差异。例如，高加索人 NNMT 基因（dBSNP：rs694539）A 等位基因频率为 16.7%，日本东京人 A 等位基因频率为 34.3%，北京汉族人 A 等位基因频率为 39.5%。中国汉族人群，与体成分相关指标及静息能量代谢的 NNMT 基因的 SNPs 及其等位基因频率分布数据目前还是空白，有待于进一步研究。

参考文献

[1] Sternak M, Khomich T I, Jabukowski A, et al. Nicotinamide *N*-methyltransferase（NNMT）and 1-methylnicotinamide（MNA）in experimental hepatitis induced by con-

canavalin A in the mouse. Pharmacol Rep, 2010, 62: 483 – 493.

［2］Kim H C C, Mofarrahi M, Vassilakopoulos T, et al. Expression and functional signifi-cance of nicotinamide N-methyltransferase in skeletal muscle of patients with chronic ob-structive pulmonary disease. Am J Respir Crit Care Med, 2010, 81: 797 – 805.

［3］Li J H, Wang Z H. Association between urinary low-molecular-weight metabolites and body mass index. Int J Obes, 2011, 35 (S2): 554.

［4］Li J H. Measurement and analysis of the Chinese elite male swimmers' basal metabolism of nicotinamide using NMR-based metabonomic technique. Adv Meter Res, 2011 (301 – 303): 890 – 894.

［5］Kraus D, Yang Q, Kong D, et al. Nicotinamide N-methyltransferase knockdown protects against diet-induced obesity. Nature, 2014 (508): 258 – 262.

［6］张钧，杨肃文，周美霞，等. NNMT 过表达对大肠癌细胞生物学行为的影响及意义研究. 杭州：浙江大学，2010.

［7］文容，贺修胜，郭杏丹，等. NNMT 蛋白酶与肿瘤的关系. 现代生物医学进展，2014, 17: 3385 – 3388.

［8］Parsons R B, Aravindan S, Kadampeswaran A, et al. The expression of nicotinamide N-methyltransferase increases ATP synthesis and protects SH-SY5Y neuroblastoma cells against the toxicity of Complex I inhibitors. Chem J, 2011, 436 (1): 145 – 155.

［9］刘跃亮，曾照芳. 利用生物信息学方法挑选 MCPH1 基因标签单核苷酸多态性（TagSNPs）位点. 激光杂志，2011, 6: 77 – 79.

［10］Zintzaras E, Santos M. Estimating the mode of inheritance in genetic association studies of qualitative traits based on the degree of dominance index. BMC Med Res Methodol, 2011, 11: 171.

［11］World Health Organization. Obesity and overweight. [2017 – 4 – 15]. http://www. who. int/mediacentre/factsheets/fs311/en/.

［12］包雪鸣，季成叶，尹小俭. 1985—2005 年中国大学生体质变化趋势分析. 现代预防医学，2008, 17: 3364 – 3367, 3376.

［13］于芳，巫国贵. 大学生超重、肥胖现状及影响因素分析. 中北大学学报：社会科学版，2005 (6): 91 – 93.

［14］王艳，王文，王桂生. 大学生体质指数分布及超重/肥胖的影响因素. 农垦医学，2007 (6): 445 – 448.

［15］李永强，李杰，曾文笑，等. 广东某高校大学生肥胖状况调查及影响因素分析. 东南大学学报：医学版，2013 (4): 437 – 440.

［16］易礼兰，蒋建国，邓开玉，等. 某大学新生肥胖现况及影响因素研究. 临床和实验医学杂志，2007 (2): 155 – 157.

[17] 符文华, 李恂, 白杉, 等. 沈阳市大学生超重与肥胖患病现况及影响因素. 现代预防医学, 2007 (11): 2085 – 2086, 2093.

[18] 史轶繁. 肥胖症的现状与治疗. 医学研究通讯, 2000 (11): 5 – 6.

[19] Lee K, Kwon E R, Park T J, et al. Parental overweight as an indicator of childhood overweigh: t how sensitive. Asia Pac J ClinNutr, 2006, 15 (2): 196 – 200.

[20] 李纯颖, 谢红卫, 袁秀琴, 等. H 市某中学学生肥胖现状及影响因素的研究. 实用预防医学, 2006 (2): 324 – 325.

[21] 袁萍, 罗雷. 儿童单纯性肥胖症发生危险因素的 Meta 分析. 中国儿童保健杂志, 2002 (3): 161 – 163.

[22] Hammer L D. The development of eating behavior in children. Clinics of North American, 1992, 39: 379 – 381.

[23] 姚零陵, 胥占忠, 李磊, 等. 徐州市中小学生单纯性肥胖影响因素分析. 中国公共卫生, 2009 (8): 922 – 923.

[24] 李栋, 侯艳, 肖蓉, 等. 云南部分高校本科生肥胖相关因素分析. 中国食物与营养, 2011 (11): 80 – 82.

[25] 刘玉梅, 武光林. 大学新生单纯性肥胖与父母肥胖史及其影响因素的关系. 天津医药, 2009 (8): 642 – 645.

[26] 姚宇航. 吉林省成年人超重和肥胖的流行特征及其影响因素分析. 长春: 吉林大学, 2014.

[27] 刘璐. 蚌埠市学龄前儿童肥胖的现状及影响因素分析. 济南: 山东大学, 2014.

[28] 张振峰. 运动干预对于大学生单纯性肥胖的影响研究. 学术交流, 2012 (S1): 227 – 228.

[29] 李娟, 唐东辉, 陈巍. 有氧运动结合抗阻训练对男性肥胖青少年心血管功能的改善及可能机制. 体育科学, 2013, 33 (8): 37 – 42.

[30] 王蓓蓓. 运动对肥胖少年体成分、体脂分布及其身体素质的影响. 北京: 北京体育大学, 2005.

[31] 吴丽萍. 对超重和肥胖女大学生实施运动与营养干预效果的研究. 南昌: 江西师范大学, 2006.

[32] 白义松. 基于能量代谢的视角探讨运动干预对肥胖大学生体成分影响的研究. 成都: 西南交通大学, 2015.

[33] Yamauchi T, Abe T, Midorikawa T, et al. Body composition and resting metabolic rate of Japanese college Sumo wrestlers and non-athlete students: are Sumo wrestlers obese. Anthropological Science, 2004, 112 (2): 179 – 185.

[34] 朱琳, 陈佩杰. 肥胖青少年静息能量代谢研究. 中国学校卫生, 2011 (10): 1222 – 1224.

[35] Bandini L G，Schoeller D A，Dietz W H. Energy expenditure in obese and nonobese adolescents. Pediatr Res，1990（27）：198-203.

[36] Steinheck K. Obesity：the science behind the management. In-tern Med J，2001（32）：237-241.

[37] 周颖怡. 某中学青春期学生单纯性肥胖的原因分析及干预效果评价. 广州：南方医科大学，2012.

[38] Heude B，Kettaneh A，Rakotovao R，et al. Anthropometric relationships between parents and children throughout childhood：the Fleurbaix-Laventie Ville Santé Study. Int J Obes（Lond），2005，29（10）：1222-1229.

[39] Yiannakouris N，Yannakouliam，Melistas L，et al. The Q223R polymorphism of the leptin receptor gene is significantly associated with obesity and predicts a small percentage of body weight and body composi-tion variability. J Clin Endocrinol Metab，2001，86（9）：4334-4339.

[40] 欧泽金. 中国汉族人群 CRTC3 和 UCP1 基因多态性与肥胖及脂类代谢紊乱的关联研究. 广州：南方医科大学，2013.

[41] 闫振成，沈成义，钟健，等. 代谢综合征患者过氧化物酶体增殖物激活受体 δ + 294T/C 基因多态性与血脂、肥胖和左室肥厚的关系. 中华心血管病杂志，2005，33（6）：529-533.

[42] Rippe J M，Hess S. The role of physical activity in the preven-tion and management of obesity. J Am Diet Assoc，1998，98（2）：31-38.

[43] 李琳，杨德光，胡正，等. 单核苷酸多态性检测方法研究概述及其应用. 玉米科学，2009（3）：142-145.

[44] 杨昭庆，洪坤学. 单核苷酸多态性的研究进展. 国外医学：遗传学分册，2000（1）：4-8.

[45] 仪军玲，李彩霞，胡兰. 单核苷酸多态性及其检测方法. 证据科学，2008（6）：757-763.

[46] Picoult-Newberg L，Ideker T E，Pohl M G，et al. Mining SNPs from EST databases. Genome Res. 1999，9（2）：167-174.

[47] Nasu S，Suzuki J，Ohta R，et al. Search for and analysis of single nucleotide polymorphisms（SNPs）in rice（Oryza satva，Oryza rufipogon）and establishment of SNP markers. DNA Res，2002（9）：163-171.

[48] Venter J C，Adams M D，Myers E W，et al. The sequence of the human genome. Science，2001（291）：1304-1351.

[49] 朱益民，许玉洋，凌洁. 复杂性疾病遗传研究中 Tag SNP 的筛选及其潜在功能预测. 浙江大学学报：医学版，2011（3）：237-244.

［50］ Kim S, Misra A. SNP genotyping: technologies and biomedical applications. Annu Rev Biom ed Eng, 2007 (9): 289 - 320.

［51］ 周艳文, 李贵玲, 王燕忠, 等. 尼克酰胺 N-甲基转移酶作为潜在的肿瘤标志物的研究进展. 肿瘤, 2013, 33 (7): 648 - 649.

［52］ Li F, Chong Z Z, Maiese K. Cell Life versus cell longevity: the mysteries surrounding the NAD$^+$ precursor nicotinamide. Curr Med Chem, 2006, 13 (8): 883 - 895.

［53］ Bromberg A, Levine J, Belmaker R, et al. Hyperhomocysteinemia does not affect global DNA methylation and nicotinamide N-methyltransferase expression in mice. J Psychopharmacol, 2011, 25 (7): 976 - 981.

［54］ 张玲, 宫木幸一, 村松正明. 尼克酰胺 N-甲基化酶基因多态性对血清同型半胱氨酸的影响. 中国全科医学, 2008, 11 (11B): 2035 - 2038.

［55］ Mori Y, Sugawara A, Tsuji M, et al. Toxic effects of nicotinamide methylation on mouse brain striatum neuronal cells and its relation to manganese. Environ Health Prev Med, 2012, 17 (5): 371 - 376.

［56］ 周士胜, 李达, 周一鸣, 等. 慢性烟酰胺超载与 2 型糖尿病流行的关系. 生理学报, 2010, 62 (1): 86 - 92.

［57］ Bubenek S, Nastase A, Niculescu A M, et al. Assessment of gene expression profiles in peripheral occlusive arterial disease. Can J Cardiol, 2012, 28 (6): 712 - 720.

［58］ Souto J C, Blanco-Vaca F, Soria J M, et al. A genomewide exploration suggests a new candidate gene atchromosome 11q23 as themajorde terminant of plasma homocysteine levels: results from the GAIT project. Am J Hum Genet, 2005, 76 (6): 925 - 933.

［59］ van Driel L M, Smedts H P, Helbing W A, et al. Eight-fold increased risk for congenital heart defects in children carrying the nicotinamide N-methyltransferase polymorphism and exposed to medicines and low nicotinamide. Eur Heart J, 2008, 29 (11): 1424 - 1431.

［60］ Giusti B, Saracini C, Bolli P, et al. Genetic analysis of 56 polymorphisms in 17 genes involved in methionine metabolism in patients with abdominal aortic aneurysm. J Med Genet, 2008, 45 (11): 721 - 730.

［61］ de Jonge R, Tissing W J, et al. Polymorphisms in folate-related genes and risk of pediatric acute lymphoblastic leukemia. Blood, 2009, 113 (10): 2284 - 2289.

［62］ Bromberg A, Lerer E, Udawela M, et al. Nicotinamide-N-methyltransferase (NNMT) in schizophrenia: genetic association and decreased frontal cortex mRNA levels. Int J Neuropsychopharmacol, 2012, 15 (6): 727 - 737.

［63］ 肖建新, 陈雷. NNMT 基因多态性与非酒精性脂肪性肝炎的相关性. 临床肝胆病杂志, 2013, 29 (12): 909 - 913.

［64］ Roesslcr M, Rollinger W, Palme S, et al. Identification of nicotinami-de N-methyltrans-

ferase as a novel serum tumor marker for colorectal cancer. Clin Cancer Res，2005，18
（11）：6550 – 6557.

[65] 牟波，杨志红，赵家伟，等 . 尼克酰胺 – *N* – 甲基转移酶在链脲佐菌素致糖尿病猴
胰岛中的高表达及意义 . 中国病理生理杂志，2007（5）：888 – 892.

[66] 韩新艳 . 12 ~ 15 岁青少年身体成分的变化特征、影响因素及评价方法的研究 . 开
封：河南大学，2011.

[67] 季玉珍 . 大学生 BMI 与体成分和部分素质指标的关系 . 杭州：浙江大学，2011.

[68] 李伟伟，廖少玲 . 体成分与肥胖及相关疾病的研究现状 . 中国医学创新，2011
（21）：194 – 196.

[69] Filozof C，Gonzalez C. Predictors of weight gain：the biological-behavioural debate. Obe-
sity Reviews An Official Journal of the International Association for the Study of Obesity，
2000，1（1）：21 – 26.

[70] 杨明，贾伟平，方启晨，等 . 解耦联蛋白 2 基因外显子 8 的 45bp 插入/缺失多态及
基因编码区 Ala55 Val 变异与静息能量消耗及肥胖的关系 . 上海医学，2004（4）：
237 – 240.

[71] 张荣欣，景洪江，张月红，等 . 不同体重成年人静息能量消耗分析 . 军医进修学
院学报，2011（3）：246 – 249.

[72] 刘朝晖 . 静息能量代谢监测对创伤、脓毒症目标能量指导的临床研究 . 广州：南
方医科大学，2014.

[73] Jia W P，Yang M，Shao X Y，et al. Resting energy expenditure and its relationship with
patterns of obesity and visceral fat area in Chinese adults. Biomedical and Environmental
Sciences，2005（18）：103 – 107.

[74] Goran M I. Energy metabolism and ohrsity. Med Clin North Am，2000（84）：347 – 362.

[75] Rigaud D. Energy expenditure：How can they be measured. Rev Prat，2009，59（1）：
41 – 47.

[76] Weyer C，Snicker S，Bogardus C，et al. Energy metabolish in African Americans：po-
tential risk factors for obesity. Am J Clin Nutr，1999（70）：13 – 20.

[77] Geissler C A. Miller D S，Shah M. The daily metabolic rate of the post-obese and the
lean. Am J Clin Nutr，1987（45）：914 – 920.

[78] Maffeis C，Zaffanello M，Pinelli L，et al. Total energy expenditure and patterns of activity
in 8 ~ 10 year-old obese and nonobese children. J Pediatr Gastroenterol Nutr，1996
（23）：256 – 261.

[79] Delany J P，Bray G A，Harsha D W，et al. Energy expenditure in African American and
white boys and girls in a 2-y follow-up of the Baton Rouge Children's Study. Am J Clin
Nutr，2004（79）：268 – 273.

第4章 烟酰胺 *N*–甲基转移酶（NNMT）基因多态性与运动能力的关联研究

烟酰胺 *N*–甲基转移酶（Nicotinamide *N*-methyl transferase，NNMT）的生理作用是以 *S*–腺苷甲硫氨酸（SAM）为甲基供体，催化烟酰胺（Nicotinamide，Nam）的甲基化，生成甲基烟酰胺（Methylnicotinamide，Me-Nam）[1-2]。由于烟酰胺以 NAD^+ 的形式直接参与了糖、脂肪、蛋白质这三大能量物质的代谢过程，NNMT 的表达水平对机体的能量代谢具有明显的影响。前期研究中，我们发现烟酰胺甲基化速率与体成分[3]及能量代谢类型[4]明显相关。Kahn 等（2014）[5]的报道进一步证实了我们的研究，他们发现通过降低 NNMT 基因（knockdown）表达可以显著增加细胞的能量代谢率。张钧等[6-7]的实验结果表明，NNMT 基因高表达可以引起多种与糖、脂代谢及氧化呼吸链相关的基因出现高表达的现象。糖、脂代谢及氧化磷酸化是运动时的主要能量来源，从这一角度来看，NNMT 基因完全可能通过调节机体的能量代谢，从而对运动能力产生明显的影响。ATP 是机体运动时的直接能量供应者，也是唯一的直接能量来源，而有关 NNMT 对 ATP 合成影响的研究进一步证实了这一推论。文容等[8]报道，NNMT 参与了脂肪酸的新陈代谢和 ATP 的合成。Parsons 等[9]发现，帕金森患者脑神经细胞中 NNMT 的表达明显升高，并且 ATP 的合成及 ATP/ADP 的比例出现了明显的改变。

NNMT 基因位于人类第 11 号染色体（11q23），dbSNP 数据库显示其 DNA 结构上由单个核苷酸的变异引起的多态（Single Nucleotide Polymorphisms，SNPs）位点多达几百个。虽然这些 SNPs 与运动能力的相关研究目前还没有文献报道，但是已有证据显示，其中某些位点的变异对 NNMT 的活性或者表达水平具有明显的调控作用[10]，并且 Chłopicki 等[11]报道，耐力训练可以上调 NNMT 的活性。从生理学的角度来讲，人体的运动能力在一定程度上取决于不同能量系统供能再生成 ATP 的速率、持续时间和方式。既然 NNMT 基因 SNPs 可以通过调控 NNMT 的表达水平对机体的能量代谢产生影响，那么也应该与人体的运动能力具有密切的关系。本研究以汉族男大学生为研究对象，首先通过标签基因（TagSNP）的方法，确定相应的研究位点，然后分析这些位点 SNP 变异对 1000 m 和 50 m 运动成绩的影响，以探索 NNMT 基因多态性与运动能力的关系。

4.1 研究对象与方法

4.1.1 研究对象、测试、分组

4.1.1.1 研究对象

如表 4−1 所示，本研究研究对象为非体育专业、未受过专门训练的、来自全国 16 个省（直辖市）的普通健康汉族男大学生 684 名，年龄（19.68 ± 0.976）岁，身高（172.26 ± 5.68）cm，体重（65.53 ± 12.77）kg。

表 4−1 研究对象基本情况

人数	年龄/岁	身高/cm	体重/kg	民族
688	19.68 ± 0.976	172.26 ± 5.68	65.53 ± 12.77	汉

4.1.1.2 测试与分组

参考李江华等[12]和 Rodríguez-Romo 等[13]的分组方法，首先将 684 名受试者在大学生体质测试中 1000 m 跑的测试成绩进行排序，然后根据排名的先后次序，平均分为 4 等份，取成绩最好（速度最快，1000 m 跑完成时间最短）的前 25% 为 1000 m 较好组（1000BG，$n = 171$），从 25%～75% 中随机取 171 名为 1000 m 对照组（1000CG），成绩最差的（速度最慢，1000 m 跑完成时间最长）后 25%（$n = 171$）被放弃。按相同的方法，根据他们 50 m 跑的测试成绩，也平均分为 4 等份，取速度最快的前 25% 为 50 m 较好组（50BG，$n = 171$），从 25%～75% 中随机取 171 名为 50 m 对照组（50CG），成绩最差的（速度最慢）后 25%（$n = 171$）被放弃。其中，1000BG 完成 1000 m 跑的时间为（223.59 ± 11.68）秒，1000CG 完成 1000 m 跑的时间为（265.94 ± 26.25）秒；50BG 完成 50 m 跑的时间为（6.53 ± 0.45）秒，50CG 完成 50 m 跑的时间为（7.28 ± 0.45）秒。

4.1.2 研究方法

4.1.2.1 数据库查询及研究位点的确定

一个 DNA 序列较长的基因上通常有多个 SNP 位点，但是很多位点都是关联的，没必要对所有的位点进行基因型分析，用一个位点或几个位点的组合来代表其他位点是基因多态性研究的常用方法，这些被选出的、有代表性的位点就是所谓的 TagSNPs[14]。由中、英、美、德等国科学家共同承担的国际千人基因组计划绘制了迄今为止最详尽的人类基因组遗传多态性图谱。利用千人基因组计划数据库（http：//www. 1000genomes. org）确定 NNMT 基因研究范围：在数据库获取北京汉族（CHB）和南方汉族（CHS）两个群体 NNMT 基因的 SNPs 数据；下载并输入 CHB 和 CHS 数据后，应用 Haploview 4. 2 对 NNMT 基因进行连锁不平衡分析，筛选出最小等位基因频率（Minor Allele Frequence，MAF）大于 0. 05 的 SNPs，导出连锁不平衡（Linkage Disequilibrium，LD）图谱及数据；依据单倍域构建标准，构建单倍域［若一段区域内 95% 以上的 SNP 之间 D′值的 95% 可信区间上限（CU）大于 0. 98，下限（CL）大于 0. 7，则说明该区域在遗传上几乎没有发生重组，该组 SNP 构成一个单倍域］，通过对连锁不平衡图谱（LD）的数据比对，挑选出每个单倍域内 $r^2 \geq 0.8$ 且优势对数记分（Log odds score，LOD）大于 3 的 SNPs，选取平均 r^2 值最大的一个 SNP 作为该单倍域标签 SNP。本研究运用该方法确定了 19 个 TagSNPs（MAF > 0. 10，$r^2 > 0.8$）[15]，这 19 个 TagSNPs 基本上反映了中国汉族人群 NNMT 基因 DNA 序列上所有 SNPs 的信息，也是本研究即将进行基因型分析的目标位点。

4.1.2.2 主要实验仪器、试剂和耗材

（1）主要实验仪器

本实验所使用的实验仪器如表 4-2 所示，主要有 PCR 仪（Norwalk，CT. 06859 USA）、电泳仪（北京君意东方电泳设备有限公司）、全自动紫外与可见分析装置（上海复日科技有限公司）、生物电泳图像分析系统（上海复日科技有限公司）、测序仪（ABI）、–80 ℃冰箱等。

表 4-2　主要实验仪器及生产厂家

	仪器名称	型号	生产厂家
1	PCR 仪	MJ PTC-200	Norwalk，CT. 06859 USA
2	PCR 仪	Gene Amp PCR system 9600	Norwalk，CT. 06859 USA
3	电泳仪	JY600 +	北京君意东方电泳设备有限公司
4	全自动紫外与可见分析装置	FR-200A	上海复日科技有限公司
5	生物电泳图像分析系统	/	上海复日科技有限公司
6	Agrose LE	/	上海捷倍思基因技术有限公司
7	测序仪	PRISM 3730	ABI
8	-80 ℃ 冰箱	/	/

（2）主要实验试剂与耗材

本实验所使用的实验试剂与耗材如表 4-3 所示，主要有 DNA extraction kit 试剂盒、PCR 引物和 dNTP、Taq 酶体系和 ddH$_2$O、1.5 mL EP 管、各型号 tips 和 PCR 96 孔板等。

表 4-3　主要实验试剂、耗材及生产厂家

	试剂或耗材名称	型号	生产厂家
1	PCR 引物	PAGE 纯化	上海瀚宇生物科技有限公司
2	dNTP	promega	上海有渔生物工程有限公司
3	Taq 酶体系	/	上海翼和应用生物技术有限公司
4	ddH$_2$O	/	上海翼和应用生物技术有限公司
5	1.5 mL EP 管	/	海门永辉实验器材有限公司
6	各型号 tips	/	海门永辉实验器材有限公司
7	PCR96 孔板	/	海门永辉实验器材有限公司

4.1.2.3　主要软件与网络资源

本实验用到的软件和网络数据库资源如表 4-4 所示，主要有 Primer 3 online、Oligo、NCBI（National Center for Biotechnology Information）、Genemapper、SHEsis 等。

表 4-4　主要实验软件与网络资源

		软件	版本	开发商或网址
实验涉及	1	Primer 3 online	Version 0.4.0	http://frodo.wi.mit.edu/
	2	Oligo	Version 6.31	Molecular Biology Insights Inc.,USA
	3	NCBI（National Center for Biotechnology Information）	/	http://www.ncbi.nlm.nih.gov/
	4	Genemapper	/	
数据分析	5	SHEsis	/	http://analysis2.bio-x.cn/myAnalysis.php

4.1.2.4　DNA 提取，引物、探针设计

取静脉血，使用 DNA extraction kit 试剂盒（Promega，美国）提取基因组 DNA，−80℃ 保存备用。从 NCBT 数据库下载 NNMT 基因序列，利用 Primer4.0 软件设计引物和探针，引物探针序列如表 4-5 和表 4-6 所示。

表 4-5　检测基因引物序列

引物	upper 序列	lower 序列	PCR 长度
方案 A			
505978	CATTTCAGCCTTAGCAGCTC	TCAGCTCTCCACTTTGGTCA	91
11214926	CTCACACAGGTCTCTATATG	CCAGATTGTTTCCAACTCCC	95
2852432	TGCAAGAAGTTGCATGTGGC	GGTCTGTGAATTGACATTTG	98
1941399	CCTCTCTCTTAAATAGGTGC	GAAGGTTTCTTAACCTGCCC	93
2847492	CTGAGGCTTAAGAGTCTCAA	GTTGTTATCCTGGTTTGCTAC	99
2256292	TAAGGTCTAGGAGAAGGTAA	CCATGTAACAGACTTTCTGG	98
3819100	TGCATGTCTCCCCACTAATG	GAAGCAACAACGAGAGACAC	100
694539	CAGCCATCTCAAATGGATGC	GTCCTAGAGTCCTAGAATCC	101
4646335	CAGGGATTGTAGACCAGAGG	CTGTCTCTCTGAACTTTGGG	102
1941404	CCATTACTCTGGTGCACACA	AAGAGAGATGAGATAGGCCC	101
2244175	TGTCAGCCCAGTGAGTTTCT	GTGGTTAATGGCTAAGAGAG	99
方案 B			
12285641	GACCACATTCTGCCTCATGCAC	CTAGGGACAGTGCCACAACC	584

续表

引物	upper 序列	lower 序列	PCR 长度
4646337	TAGACTGACCTCTCTAGTCC	CCAAGTCATGTGCTGAGTAG	98
2511153	AAACGCCTCCTTGAACCCAG	GCTGCAGGGTGTTCTCCAG	100
10891644	GGAATTGCTTTCCTTTCCAA	AAGAAGCGTGATGGGAGAAA	699
55675450	GCTCATGGGTGATTTTTAGC	GTCTAGCTAAAGCCTAATATC	92
2155806	CAGCAATATTAGGTTCACCG	CGTAGATTACAGACTTTGGG	100
7109984	GGAATTGCTTTCCTTTCCAA	AAGAAGCGTGATGGGAGAAA	699
2301128	TTTTTACCTTCTCCTAGACC	TTATTCCCCAATCCAGGGTG	84

表 4-6　目的基因探针序列

探针	序列(5′-3′)	LDRC 长度
方案 A		
rs505978_modify	P-CTCTGAGGAACTCCTCTCCTTTTTTTTTTTTTTTTTTT-FAM	
rs505978_A	TTTTTTTTTTTTTTTTTCTTAGCAGCTCTCCTCCCAGTCT	77
rs505978_C	TTTTTTTTTTTTTTTTTTTCTTAGCAGCTCTCCTCCCAGTCG	79
rs11214926_modify	P-CAGAGACATCCATGTCTCCTTTTTTTTTTTTTTTTTTTTTT-FAM	
rs11214926_A	TTTTTTTTTTTTTTTTTTTTCCAACTCCCCAACACAATGATTT	81
rs11214926_G	TTTTTTTTTTTTTTTTTTTTTTCCAACTCCCCAACACAATGATTC	83
rs2852432_modify	P-TTTGCCTGCCACATGCAACTTTTTTTTTTTTTTTTTTTTTTTT-FAM	
rs2852432_C	TTTTTTTTTTTTTTTTTTTTTTTACAGTTGCAATAATCTGAGACAG	85
rs2852432_T	TTTTTTTTTTTTTTTTTTTTTTTTTACAGTTGCAATAATCTGAGACAA	87
rs1941399_modify	P-CCCCAGGAAAATTCACAGGGTTTTTTTTTTTTTTT TTTTTTTTTT-FAM	
rs1941399_A	TTTTTTTTTTTTTTTTTTTTTTTTTAGGTGCTCTTGCCACCTTATCT	89
rs1941399_C	TTTTTTTTTTTTTTTTTTTTTTTTTTTAGGTGCTCTTGCCACCTTATCG	91
rs2847492_modify	P-TGTCCATTTTACAAATTGCTTTTTTTTTT TTTTTTTTTTTTTTTT-FAM	

续表

探针	序列(5′–3′)	LDRC 长度
rs2847492_A	TTTTTTTTTTTTTTTTTTTTTTTTTTCTCAAAAGTTAGTTTTTCCAGT	93
rs2847492_G	TTTTTTTTTTTTTTTTTTTTTTTTTTTTCTCAAAAGTTAGTTTTTCCAGC	95
rs2256292_modify	P-ACCAGATCCAGAAAGTCTGTTTTTTTTTTTTTTTTTTTTTTTTTT TTT-FAM	
rs2256292_C	TTTTTTTTTTTTTTTTTTTTTTTTTTTTTTACATCTGGTGTACAGACTGAAG	97
rs2256292_G	TTTTTTTTTTTTTTTTTTTTTTTTTTTTTTTTTACATCTGGTG TACAGACTGAAC	99
rs3819100_modify	P-AGATGGAGTCTCAGGGCACGTTTTTTTTTTTTTTTTTTTTTTTTT TTTTT-FAM	
rs3819100_A	TTTTTTTTTTTTTTTTTTTTTTTTTTTTTTTCTCCCCACTAATGTGAGTCA TAT	101
rs3819100_G	TTTTTTTTTTTTTTTTTTTTTTTTTTTTTTTTTCTCCCCACTAATGTGAGTC ATAC	103
rs694539R_modify	P-TGTTGGAGGGGTTTTCCAAATTTTTTTTTTTTTTTTTTTTTTTTTT TTTTTTT-FAM	
rs694539R_T	TTTTTTTTTTTTTTTTTTTTTTTTTTTTTTTTGTCCTAGAATCCTAGAAG TTTCA	105
rs694539R_C	TTTTTTTTTTTTTTTTTTTTTTTTTTTTTTTTTTGTCCTAGAATCCTAGAA GTTTCG	107
rs4646335_modify	P-GAGCTCGTCAGGAAAATTATTTTTTTTTTTTTTTTTTTTTTTTTTT TTTTTTTT-FAM	
rs4646335_A	TTTTTTTTTTTTTTTTTTTTTTTTTTTTTTTTTTTATTGTAGACCAGAGGG AGCACTT	109
rs4646335_T	TTTTTTTTTTTTTTTTTTTTTTTTTTTTTTTTTTTTTTTATTGTAGACCAGAG GGAGCACTA	111

续表

探针	序列(5′–3′)	LDRC 长度
rs1941404_modify	P-TGTTAGTAAATTTGTGTATGTTTTTTTTTTTTTTTTTTTTTTTTT TTTTTTTTTT-FAM	
rs1941404_C	TTTTTTTTTTTTTTTTTTTTTTTTTTTTTTTTTTTTTGAGATAGGCCCA TGTGTGTGCG	113
rs1941404_T	TTTTTTTTTTTTTTTTTTTTTTTTTTTTTTTTTTTTTTGAGATAGGCCC ATGTGTGTGCA	115
rs2244175_modify	P-GGAGTGTAACAGAGGTGGCATTTTTTTTTTTTTTTTTTTTTTTT TTTTTTTTTTTTT-FAM	
rs2244175_A	TTTTTTTTTTTTTTTTTTTTTTTTTTTTTTTTTTTTTTCTAAGAGAGTAAA GGTGGACTCT	117
rs2244175_G	TTTTTTTTTTTTTTTTTTTTTTTTTTTTTTTTTTTTTTTTCTAAGAGAGTA AAGGTGGACTCC	119

方案 B

探针	序列(5′–3′)	LDRC 长度
rs12285641_modify	P-TGTGAAATGCCTGCTCCTCCCTTGCTTTTTTTTTTTTTTTTTTT TTTTTTTTTTTTTTTTTTTTTTTTTTTTTTTT-FAM	
rs12285641_C	TTTTTTTTTTTTTTTTTTTTTTTTTTTTTTTTTTTTTTTTTTTTTTTTTC TCTTGCTCCCTCTCTCGCCG	150
rs12285641_T	TTTTTTTTTTTTTTTTTTTTTTTTTTTTTTTTTTTTTTTTTTTTTTTTTT TCTCTTGCTCCCTCTCTCGCCA	152
rs4646337_modify	P-TGGGCCCCAACCACTGAGCCTCTACTTTTTTTTTTTTTTTTTTTT TTTTTTTTTTTTTTTTTTTTTTTTTTTTTTT-FAM	
rs4646337_A	TTTTTTTTTTTTTTTTTTTTTTTTTTTTTTTTTTTTTTTTTTTTTTTTTT CTAGTCCCGTCCTAGATGAACCAT	154
rs4646337_G	TTTTTTTTTTTTTTTTTTTTTTTTTTTTTTTTTTTTTTTTTTTTTTTTTTT TTCTAGTCCCGTCCTAGATGAACCAC	156

续表

探针	序列(5′-3′)	LDRC 长度
rs2511153_modify	P-AGGTCCCTGGAGAACACCCTGCAGCTTTTTTTTTTTTTTTTTTT TTTTTTTTTTTTTTTTTTTTTTTTTTTTTTTTTTTTTT-FAM	
rs2511153_C	TTTTTTTTTTTTTTTTTTTTTTTTTTTTTTTTTTTTTTTTTTTTTTTT TTTAGGGCATGCGGGGAGCTCCCGCTTG	158
rs2511153_T	TTTTTTTTTTTTTTTTTTTTTTTTTTTTTTTTTTTTTTTTTTTTTTTT TTTTTAGGGCATGCGGGGAGCTCCCGCTTA	160
rs10891644_modify	P-ATCTCAGCACTTTGGGAGGCCAAGGTTTTTTTTTTTTTTTTTTT TTTTTTTTTTTTTTTTTTTTTTTTTTTTTTTTTTT-FAM	
rs10891644_G	TTTTTTTTTTTTTTTTTTTTTTTTTTTTTTTTTTTTTTTTTTTTTTTT TTTTTTTCCGGGTGCAGTGGCTCACGCCTGTC	162
rs10891644_T	TTTTTTTTTTTTTTTTTTTTTTTTTTTTTTTTTTTTTTTTTTTTTTTT TTTTTTTTCCGGGTGCAGTGGCTCACGCCTGTA	164
rs55675450_modify	P-TTATGAGAAGAAAAAAATTACAAGCTTTTTTTTTTTTTTTTTTT TTTTTTTTTTTTTTTTTTTTTTTTTTTTTTTTTTT-FAM	
rs55675450_A	TTTTTTTTTTTTTTTTTTTTTTTTTTTTTTTTTTTTTTTTTTTTTTTT TTTTTTTTTTAGCTAAAGCCTAATATCAAGGTTAT	166
rs55675450_G	TTTTTTTTTTTTTTTTTTTTTTTTTTTTTTTTTTTTTTTTTTTTTTTT TTTTTTTTTTTTAGCTAAAGCCTAATATCAAGGTTAC	168
rs2155806_modify	P-TGTAGGCCTTCTGCTTGATTTTGCGTTTTTTTTTTTTTTTTTTTTT TTTTTTTTTTTTTTTTTTTTTTTTTTTTTTTTT-FAM	
rs2155806_C	TTTTTTTTTTTTTTTTTTTTTTTTTTTTTTTTTTTTTTTTTTTTTTTT TTTTTTTTTTTTTTACTTTGGGTGATAATGGTATGCCAG	170
rs2155806_T	TTTTTTTTTTTTTTTTTTTTTTTTTTTTTTTTTTTTTTTTTTTTTTTT TTTTTTTTTTTTTTTTTACTTTGGGTGATAATGGTATGCCAA	172
rs7109984_modify	P-AGGTGGGCATATCACAAGGTCAGGATTTTTTTTTTTTTTTTTTT TTTTTTTTTTTTTTTTTTTTTTTTTTTTTTTTTTTT-FAM	

续表

探针	序列(5′–3′)	LDRC 长度
rs7109984_C	TTTTTTTTTTTTTTTTTTTTTTTTTTTTTTTTTTTTTTTTTTTTTT TTTTTTTTTTTTTTTTTTTTTGTCATCTCAGCACTTTGGGAGGCCG	174
rs7109984_T	TTTTTTTTTTTTTTTTTTTTTTTTTTTTTTTTTTTTTTTTTTTTTT TTTTTTTTTTTTTTTTTTTTTGTCATCTCAGCACTTTGGGAGGCCA	176
rs2301128_modify	P-CAGGAATTTTAAGGTCTAGGAGAAGTTTTTTTTTTTTTTTTTTT TTTTTTTTTTTTTTTTTTTTTTTTTTTTTTTTT-FAM	
rs2301128_A	TTTTTTTTTTTTTTTTTTTTTTTTTTTTTTTTTTTTTTTTTTTTTT TTTTTTTTTTTTTTTTTTTTTTTTCCAATCCAGGGTGGAGGCATG TTGT	178
rs2301128_G	TTTTTTTTTTTTTTTTTTTTTTTTTTTTTTTTTTTTTTTTTTTTTT TTTTTTTTTTTTTTTTTTTTTTTTTCCAATCCAGGGTGGAGGCAT GTTGC	180

4.1.2.5 基因多态性检测

采用聚合酶链式反应—连接酶检测反应（Polymerase Chain Reaction-Ligase Detection Reaction，PCR-LDR）检测各 SNP 位点的基因型，其原理是利用高温连接酶实现对基因多态性位点的识别。如表 4-7 和表 4-8 所示，先通过多重 PCR（Multiplex PCR）获得含有待检测突变位点的基因片断，然后进行多重 LDR（Multiplex LDR），最后通过测序仪电泳读取检测结果。

表 4-7　多重 PCR

	模板	缓冲液	Mg^{2+}	dNTP	Taq 酶	ddH$_2$O	引物
浓度	50 ng	1×	3 mmol/L	2 mmol	1 U		0.5 p
体积	1 μL	2 μL	0.6 μL	2 μL	0.2 μL	12.2 μL	2 μL

PCR 程序：95 ℃保持 2 min→94 ℃保持 30 s→50 ℃保持 1 min 30 s→72 ℃保持 1 min→65 ℃保持 10 min。（40 个循环）

表 4-8　多重 LDR

	缓冲液	探针	Taq DNA 连接酶	ddH$_2$O	PCR 产物
浓度	1 ×	2 pmol/μL	2 U		
体积	1 μL	1 μL	0.05 μL	4 μL	4 μL

程序：95 ℃保持 2 min→94 ℃保持 15 s→50 ℃保持 25 s。
40个循环

4.1.2.6　检测数据分析

（1）多重 PCR 琼脂糖电泳

如图 3-1 所示，用 3% 的琼脂糖凝胶电泳检测，观察 PCR 产物的效果，确定其作为模板在 LDR 反应中加入的量。MARKER 为 100bp、200bp、300bp、400bp、500bp、600bp。

（2）电泳（3730）与 Genemapper 分析

烟酰胺 *N*-甲基转移酶基因（NNMT）TagSNPs 确定与基因分型如表 4-9 所示，确定了 19 个的 TagSNPs（MAF > 0.10，$r^2 > 0.8$），这 19 个 TagSNPs 基本上反映了中国汉族人群 NNMT 基因 DNA 序列上所有 SNPs 的信息，也是本研究即将进行基因型分析的目标位点。

（3）SNP 定性分析

①首先对所有 SNP 位点进行方案分配。

②同一方案的 SNP 位点设计长度不同的 modify 与检测探针。

③最终每个 SNP 的碱基由相应的 modify 长度 + 检测探针长度决定。

表 4-9　NNMT 基因 TagSNPs 确定与基因分型

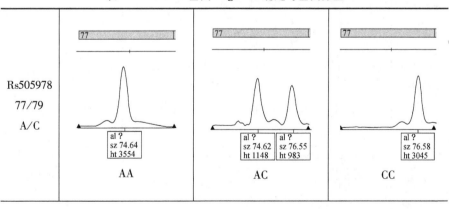

续表

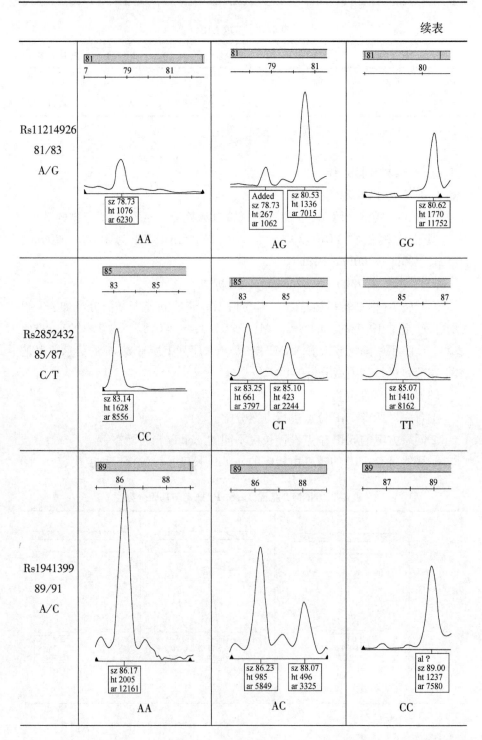

续表

Rs2847492 93/95 A/G	AA sz 90.52 ht 4631 ar 28607	AG al ? sz 90.57 ht 1093 ar 10289 al ? sz 92.45 ht 427 ar 3141	GG sz 92.52 ht 1576 ar 9827
Rs2256292 97/99 C/G	CC al ? ar 9442 ht 839 sz 94.60	CG al ? sz 94.30 ht 1125 al ? sz 96.21 ht 579	GG sz 96.34 ht 2133 ar 13178

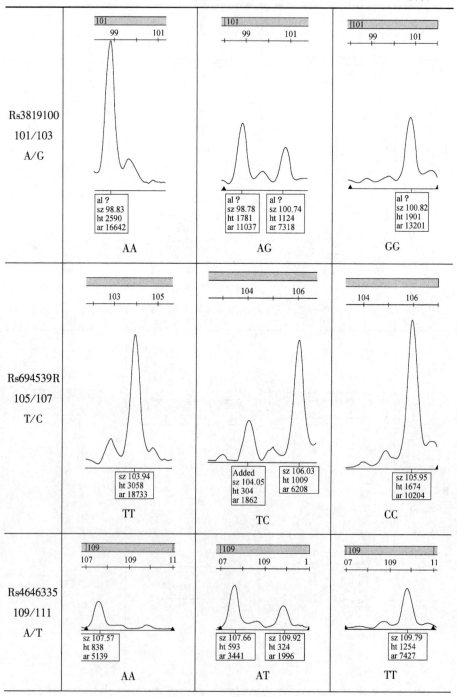

续表

Rs1941404
113/115
C/T

al ?	Added al ? sz 112.59 ht 337 ar 2262	Added al ? sz 114.60 ht 333 ar 2379

CC　　　　　　　CT　　　　　　　TT

Rs2244175
117/119
A/G

al ?
sz 116.26
ht 616
ar 4315

Added
al ?
sz 116.17
ht 522
ar 3187

al ?
sz 117.95
ht 607
ar 4307

al ?
sz 117.94
ht 802
ar 5934

AA　　　　　　　AG　　　　　　　GG

Rs12285641
150/152
C/T

al ?
sz 149.23
ht 3078

Added
al ?
sz 149.24
ht 3468

al ?
sz 151.37
ht 5700

al ?
sz 151.45
ht 9387

CC　　　　　　　CT　　　　　　　TT

续表

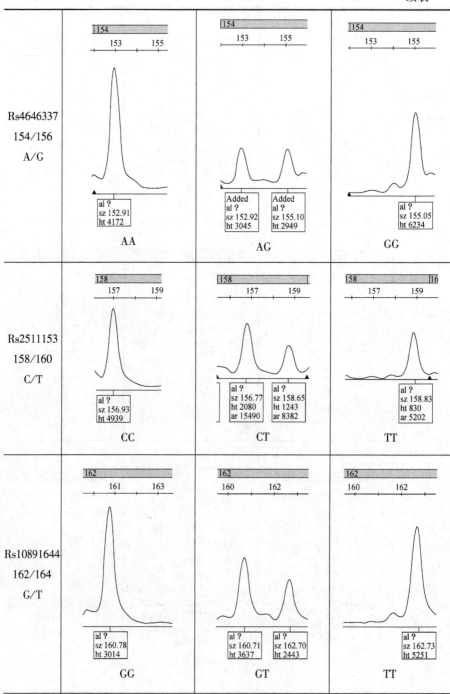

续表

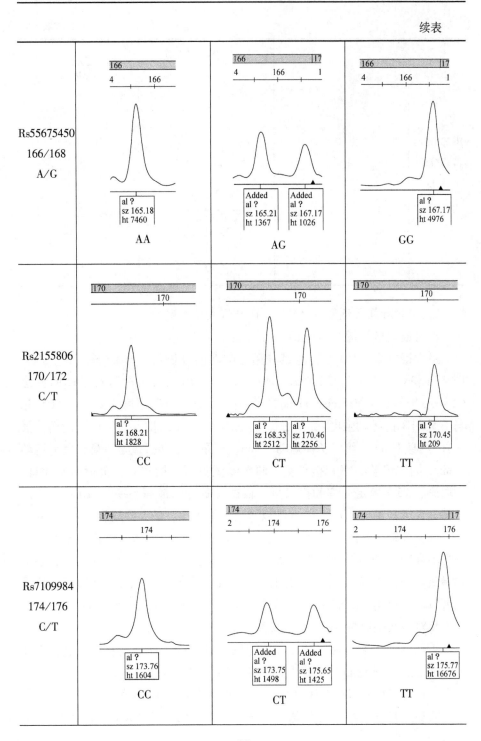

续表

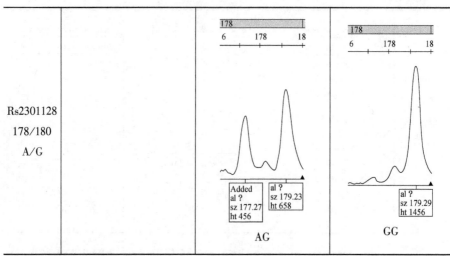

Rs2301128
178/180
A/G

4.1.2.7　相对最大摄氧量（VO_{2max}）与体成分测试

相对最大摄氧量（VO_{2max}）测试如下。

最大摄氧量（VO_{2max}）测试利用心肺功能分析仪（Metalyzer 3B, COR-TEX Biophysik GmbH, Leipzig, Germany），采用二次负荷跑台运动的方法（2-stage Treadmill Exercise method）[15]进行：第一负荷速度 4.2 km/h（约相当于 5 MET 的运动强度），第二负荷 7.35 km/h（约相当于 8 MET 的运动强度）。热身 1 min，第一负荷运动 3 min，记录心率和摄氧量；第二负荷运动 3 min，同样记录心率和摄氧量。两次测试负荷连续进行，负荷间不休息。均取最后 15 s 稳定心率和摄氧量，根据受试者的最高心率（220 – 年龄），计算最大摄氧量（VO_{2max}），并除以体重，得到相对最大摄氧量（VO_{2max}）。

预实验结果如图 4-1 所示，第一负荷速度 4.2 km/h（约相当于 5 酶脱的运动强度）和第二负荷 7.35 km/h（约相当于 8 酶脱的运动强度）的心率和摄氧量均在 2 min 左右即可达到稳定水平。因此我们在正式实验时，让受试者每一负荷运动 3 min，以保证受试者的心率和摄氧量达到稳定水平。

相对最大摄氧量（VO_{2max}）的计算如下。

①取测试结果中两负荷的心率和摄氧量，在坐标轴上确定两点（*A* 和 *B*），连接两点确定心率与摄氧量的相关直线。

②计算受试者最高心率（pthr），计算方式为 220 – 年龄。

③在 *Y* 轴（心率）上作最高心率（220 – 年龄）的水平线，与直线 *AB*

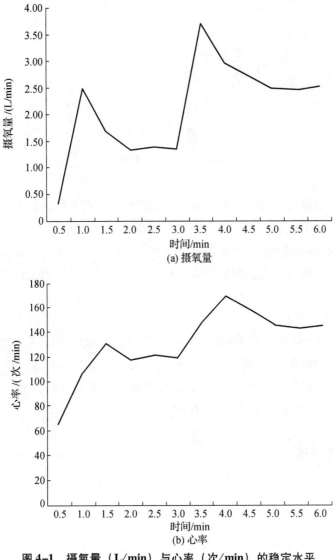

(a) 摄氧量

(b) 心率

图 4-1　摄氧量（L/min）与心率（次/min）的稳定水平

交于 C 点，再作 C 点与 X 轴（摄氧量）的垂直线，与 X 轴的交点即为最大摄氧量（VO_{2max}）值。

④如图 4-2 所示，求得各测试者最大摄氧量（VO_{2max}）后除以各受试者的相应体重得到相对最大摄氧量（VO_{2max}）。

4.1.2.8　体成分测试

体成分采用 X-SCAN PLUS 体成分分析仪进行测试，测试在早晨空腹时

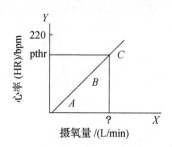

图 4-2　VO$_{2max}$ 计算方法

进行。测试指标包括体重、全身去脂软体重、左上肢去脂软体重、右上肢去脂软体重、左下肢去脂软体重、右下肢去脂软体重、躯干部位去脂软体重等。将各测试指标去脂软体重均除以受试者的体重，计算全身及身体各部位的相对去脂软体重，以反映受试者全身及身体各部位的肌肉占比或肌肉发达程度。

4.1.2.9　统计学处理

运用 Excel 表和统计学软件 SPSS 16.0 对实验数据进行整理分析。基因型和等位基因频率分布采用卡方检验（χ^2），Hardy-Weinberg（H-W）平衡检验在对照组进行；各组间均值比较采用单因素方差分析，显著性水平为 $P < 0.05$，非常显著性水平为 $P < 0.01$。

4.2　实验结果

4.2.1　单位点和遗传运动能力之间的分析

4.2.1.1　NNMT 基因型和等位基因频率分布比较

1000BG 与 1000CG 的基因型和等位基因频率分布如表 4-10 所示，19 个 SNPs 均符合 H-W 平衡（$P > 0.05$），位点 rs2256292 的基因型在两组之间的分布出现了显著性差异（$P < 0.01$），其他位点均无显著性差异（$P > 0.05$）。从 rs2256292 不同基因型组间分布频率来看，CC、GG 和 CG 属于 1000BG 的分别为 65%、56% 和 37%。可见，NNMT 基因多态性与 1000 m 运动能力存在关联，且 CC 型 1000 m 运动能力最好，其次为 GG，CG 最差，纯合子明显优于杂合子。

表 4-10　1000BG 与 1000CG 的基因型和等位基因频率分布

SNPs		等位基因		P	基因型			HWE	P
rs25111	Elite	C:217(0.64)	T:121(0.36)		CC:72(0.43)	CT:73(0.43)	TT:24(0.14)		
53	Ctrl	C:213(0.63)	T:125(0.37)	0.749	CC:67(0.39)	CT:79(0.47)	TT:23(0.14)	0.97	0.803
rs50597	Elite	A:185(0.55)	C:151(0.45)		AA:54(0.32)	AC:77(0.46)	CC:37(0.22)		
8	Ctrl	A:187(0.55)	C:153(0.45)	0.988	AA:53(0.31)	AC:81(0.48)	CC:36(0.21)	0.63	0.945
rs69453	Elite	A:118(0.35)	G:216(0.65)		AA:21(0.13)	AG:76(0.45)	GG:70(0.42)		
9	Ctrl	A:118(0.35)	G:222(0.65)	0.865	AA:20(0.12)	AG:78(0.46)	GG:72(0.42)	0.87	0.974
rs12285	Elite	C:198(0.61)	T:128(0.39)		CC:59(0.36)	CT:80(0.49)	TT:24(0.15)		
641	Ctrl	C:195(0.59)	T:137(0.41)	0.601	CC:56(0.34)	CT:83(0.50)	TT:27(0.16)	0.69	0.868
rs11214	Elite	A:91(0.27)	G:243(0.73)		AA:13(0.08)	AG:65(0.39)	GG:89(0.53)		
926	Ctrl	A:98(0.29)	G:242(0.71)	0.648	AA:11(0.06)	AG:76(0.45)	GG:83(0.49)	0.24	0.547
rs71099	Elite	C:290(0.89)	T:36(0.11)		CC:129(0.79)	CT:32(0.20)	TT:2(0.01)		
84	Ctrl	C:290(0.87)	T:42(0.13)	0.524	CC:126(0.76)	CT:38(0.23)	TT:2(0.01)	0.64	0.770
rs10891	Elite	G:231(0.70)	T:97(0.30)		GG:83(0.50)	GT:65(0.40)	TT:16(0.10)		
644	Ctrl	G:224(0.67)	T:110(0.33)	0.351	GG:73(0.43)	GT:78(0.47)	TT:16(0.10)	0.46	0.407
rs55675	Elite	A:46(0.14)	G:292(0.86)		AA:7(0.04)	AG:32(0.19)	GG:130(0.77)		
450	Ctrl	A:46(0.13)	G:294(0.87)	0.976	AA:5(0.03)	AG:36(0.21)	GG:129(0.76)	0.22	0.752
rs22441	Elite	A:168(0.50)	G:166(0.50)		AA:46(0.27)	AG:76(0.45)	GG:45(0.27)		
75	Ctrl	A:177(0.52)	G:163(0.48)	0.647	AA:46(0.27)	AG:85(0.50)	GG:39(0.23)	0.98	0.636
rs28474	Elite	A:125(0.37)	G:209(0.63)		AA:24(0.14)	AG:77(0.46)	GG:66(0.40)		
92	Ctrl	A:127(0.37)	G:213(0.63)	0.985	AA:25(0.15)	AG:77(0.45)	GG:68(0.40)	0.67	0.988
rs28524	Elite	C:191(0.57)	T:145(0.43)		CC:54(0.32)	CT:83(0.49)	TT:31(0.19)		
32	Ctrl	C:189(0.56)	T:151(0.44)	0.742	CC:53(0.31)	CT:83(0.49)	TT:34(0.20)	0.88	0.934
rs46463	Elite	A:202(0.60)	T:134(0.40)		AA:64(0.38)	AT:74(0.44)	TT:30(0.18)		
35	Ctrl	A:191(0.56)	T:149(0.44)	0.299	AA:50(0.29)	AT:91(0.54)	TT:29(0.17)	0.26	0.176
rs38191	Elite	A:168(0.50)	G:166(0.50)		AA:48(0.29)	AG:72(0.43)	GG:47(0.28)		
00	Ctrl	A:166(0.49)	G:174(0.51)	0.702	AA:39(0.23)	AG:88(0.52)	GG:43(0.25)	0.64	0.262
rs22562	Elite	C:138(0.41)	G:200(0.59)		CC:41(0.24)	CG:56(0.33)	GG:72(0.43)		
92	Ctrl	C:134(0.40)	G:206(0.60)	0.707	CC:23(0.13)	CG:88(0.52)	GG:59(0.35)	0.27	0.001**
rs23011	Elite	A:40(0.12)	G:298(0.88)		AA:5(0.03)	AG:30(0.18)	GG:134(0.79)		
28	Ctrl	A:40(0.12)	G:298(0.88)	1.000	AA:4(0.02)	AG:32(0.19)	GG:133(0.79)	0.23	0.914

续表

SNPs		等位基因		P	基因型			HWE	P
rs19414	Elite	C:157(0.47)	T:177(0.53)		CC:44(0.26)	CT:69(0.41)	TT:54(0.32)		
04	Ctrl	C:151(0.44)	T:189(0.56)	0.499	CC:30(0.17)	CT:91(0.53)	TT:49(0.29)	0.27	0.053
rs21558	Elite	C:47(0.14)	T:291(0.86)		CC:2(0.01)	CT:43(0.25)	TT:124(0.73)		
06	Ctrl	C:30(0.09)	T:300(0.91)	0.051	CC:0(0.00)	CT:30(0.18)	TT:135(0.82)	0.20	0.094
rs19413	Elite	A:67(0.20)	C:267(0.80)		AA:5(0.03)	AC:57(0.34)	CC:105(0.63)		
99	Ctrl	A:53(0.16)	C:287(0.84)	0.129	AA:0(0.00)	AC:53(0.31)	CC:117(0.69)	0.02	0.056
rs46463	Elite	A:295(0.87)	G:43(0.13)		AA:128(0.76)	AG:39(0.23)	GG:2(0.01)		
37	Ctrl	A:295(0.87)	G:43(0.13)	1.000	AA:126(0.75)	AG:43(0.25)	GG:0(0.00)	0.06	0.331

注：Elite 为 1000 m 较好组（1000BG）；Ctrl 为 1000 m 对照组（1000CG）；∗∗ 为 $P < 0.01$。

50BG 与 50CG 的基因型和等位基因频率分布如表 4-11 所示，19 个 SNPs 均符合 H-W 平衡（$P > 0.05$），但是没有一个位点出现显著性差异（$P > 0.05$），可见，NNMT 基因多态性可能与 50 m 运动能力没有明显的关联性。

表 4-11　50BG 与 50CG 的基因型和等位基因频率分布

SNPs		等位基因		P	基因型			HWE	P
rs25111	Elite	C:217(0.64)	T:121(0.36)		CC:73(0.43)	CT:71(0.42)	TT:25(0.15)		
53	Ctrl	C:214(0.63)	T:124(0.37)	0.810	CC:66(0.39)	CT:82(0.49)	TT:21(0.12)	0.56	0.474
rs50597	Elite	A:182(0.54)	C:156(0.46)		AA:52(0.31)	AC:78(0.46)	CC:39(0.23)		
8	Ctrl	A:190(0.56)	C:148(0.44)	0.536	AA:54(0.32)	AC:82(0.49)	CC:33(0.19)	0.85	0.727
rs69453	Elite	A:111(0.33)	G:227(0.67)		AA:17(0.10)	AG:77(0.46)	GG:75(0.44)		
9	Ctrl	A:126(0.38)	G:210(0.62)	0.205	AA:24(0.14)	AG:78(0.47)	GG:66(0.39)	0.90	0.412
rs12285	Elite	C:199(0.61)	T:125(0.39)		CC:57(0.35)	CT:85(0.53)	TT:20(0.12)		
641	Ctrl	C:194(0.58)	T:140(0.40)	0.383	CC:58(0.35)	CT:78(0.47)	TT:31(0.18)	0.60	0.272
rs11214	Elite	A:89(0.26)	G:249(0.74)		AA:9(0.05)	AG:71(0.42)	GG:89(0.53)		
926	Ctrl	A:101(0.30)	G:235(0.70)	0.282	AA:15(0.09)	AG:71(0.42)	GG:82(0.49)	0.95	0.410
rs71099	Elite	C:285(0.88)	T:39(0.12)		CC:124(0.76)	CT:37(0.23)	TT:1(0.01)		
84	Ctrl	C:295(0.88)	T:39(0.12)	0.886	CC:131(0.78)	CT:33(0.20)	TT:3(0.02)	0.59	0.510
rs10891	Elite	G:227(0.69)	T:101(0.31)		GG:81(0.49)	GT:65(0.40)	TT:18(0.11)		
644	Ctrl	G:227(0.68)	T:107(0.32)	0.730	GG:73(0.44)	GT:81(0.48)	TT:13(0.08)	0.14	0.229

续表

SNPs	等位基因		P	基因型			HWE	P
rs55675	Elite	A:43(0.13) G:295(0.87)	0.390	AA:7(0.04)	AG:29(0.17)	GG:133(0.79)	0.48	0.259
450	Ctrl	A:51(0.15) G:289(0.85)		AA:5(0.03)	AG:41(0.24)	GG:124(0.73)		
rs22441	Elite	A:174(0.51) G:164(0.49)	0.940	AA:44(0.26)	AG:86(0.51)	GG:39(0.23)	0.22	0.580
75	Ctrl	A:172(0.51) G:164(0.49)		AA:48(0.29)	AG:76(0.45)	GG:44(0.26)		
rs28474	Elite	A:120(0.36) G:218(0.64)	0.241	AA:20(0.12)	AG:80(0.47)	GG:69(0.41)	0.46	0.363
92	Ctrl	A:134(0.40) G:202(0.60)		AA:29(0.17)	AG:76(0.45)	GG:63(0.38)		
rs28524	Elite	C:196(0.58) T:142(0.42)	0.352	CC:55(0.32)	CT:86(0.51)	TT:28(0.17)	0.78	0.536
32	Ctrl	C:184(0.54) T:154(0.46)		CC:51(0.30)	CT:82(0.49)	TT:36(0.21)		
rs46463	Elite	A:208(0.62) T:130(0.38)	0.073	AA:65(0.39)	AT:78(0.46)	TT:26(0.15)	0.61	0.168
35	Ctrl	A:185(0.55) T:153(0.45)		AA:49(0.29)	AT:87(0.51)	TT:33(0.20)		
rs38191	Elite	A:176(0.52) G:162(0.48)	0.218	AA:49(0.29)	AG:78(0.46)	GG:42(0.25)	0.67	0.452
00	Ctrl	A:159(0.47) G:177(0.53)		AA:39(0.23)	AG:81(0.48)	GG:48(0.29)		
rs22562	Elite	C:133(0.39) G:205(0.61)	0.628	CC:31(0.18)	CG:71(0.42)	GG:67(0.40)	0.19	0.885
92	Ctrl	C:140(0.41) G:200(0.59)		CC:33(0.19)	CG:74(0.44)	GG:63(0.37)		
rs23011	Elite	A:37(0.11) G:301(0.89)	0.346	AA:6(0.04)	AG:25(0.15)	GG:138(0.81)	0.99	0.104
28	Ctrl	A:45(0.13) G:293(0.87)		AA:3(0.02)	AG:39(0.23)	GG:127(0.75)		
rs19414	Elite	C:157(0.46) T:181(0.54)	0.694	CC:38(0.22)	CT:81(0.48)	TT:50(0.30)	0.52	0.922
04	Ctrl	C:151(0.45) T:185(0.55)		CC:36(0.21)	CT:79(0.47)	TT:53(0.32)		
rs21558	Elite	C:44(0.13) T:292(0.87)	0.144	CC:1(0.01)	CT:42(0.25)	TT:125(0.74)	0.63	0.31
06	Ctrl	C:32(0.10) T:300(0.90)		CC:1(0.01)	CT:30(0.17)	TT:135(0.81)		
rs19413	Elite	A:65(0.19) C:273(0.81)	0.282	AA:3(0.02)	AC:59(0.35)	CC:107(0.63)	0.18	0.521
99	Ctrl	A:54(0.16) C:282(0.84)		AA:2(0.01)	AC:50(0.30)	CC:116(0.69)		
rs46463	Elite	A:292(0.86) G:46(0.14)	0.417	AA:125(0.74)	AG:42(0.25)	GG:2(0.01)	0.09	0.331
37	Ctrl	A:299(0.89) G:39(0.11)		AA:130(0.77)	AG:39(0.23)	GG:0(0.00)		

注：Elite 为 50 m 较好组（50BG）；Ctrl 为 50 m 对照组（50CG）。

4.2.1.2 rs2256292 不同基因型之间 1000 m 运动能力的比较

从表 4-10 和表 4-11 的分析结果来看，rs2256292 是 NNMT 基因唯一的一个与运动能力具有显著性关联的位点，并且 CC 型 1000 m 运动能力最好，其次为 GG，CG 最差。为了进一步验证这一结果，对不同基因型受试者 1000 m 跑的成绩进行比较，结果如图 4-3 和表 4-12 所示。CC、GG 和 CG

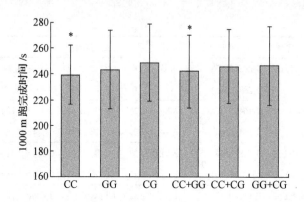

注：＊为与 CG 型相比，$P<0.05$。

图4-3   rs2256292 不同基因型 1000 m 跑测试成绩的比较

完成 1000 m 的时间分别为（239.02 ± 22.78）s、（243.58 ± 30.74）s 和（248.70 ± 30.36）s。其中，CC 型最好，GG 第二，CG 最差，并且 CC 与 CG、CC + GG 与 CG 之间具有显著性差异（$P<0.05$）。这一结果进一步证明了 rs2256292 位点与 1000 m 运动能力存在明显的关联性，并且纯合子 CC 和 GG 型的 1000 m 运动能力都明显好于杂合子 CG 型。

表4-12   rs2256292 不同基因型 1000 m 跑测试成绩

基因型	1000 m 跑成绩/s	不同基因型间比较	P
CC	239.02 ± 22.78	CC 与 GG	0.245
GG	243.58 ± 30.74	CC 与 CG	0.024
CG	248.70 ± 30.36	GG 与 CG	0.166
CC + GG	242.08 ± 28.4	CC + GG 与 CG	0.040
CC + CG	245.72 ± 28.54	CC + CG 与 GG	0.514
GG + CG	246.26 ± 30.59	GG + CG 与 CC	0.076

4.2.2 1000 m 运动能力与相对 VO_{2max} 的相关性

如表 4-13 所示，1000 m 跑完成时间与相对 VO_{2max} 相关性非常显著（$P<0.01$），且呈负相关。相对 VO_{2max} 越大，则 1000 m 跑完成时间越少，即运动成绩越好。可见 1000 m 运动能力与相对 VO_{2max} 显著相关。

表 4-13　1000 m 跑完成时间与相对 VO_{2max} 的相关性

参数指标	平均数 ± 标准差	P	相关系数
1000m 跑完成时间/s	248.35 ± 28.32	0.002**	− 0.287
相对 VO_{2max}/(mL/kg/min)	43.43 ± 7.46		

注：** 为 $P < 0.01$。

4.2.3　1000 m 运动能力、rs2256292 不同基因型之间与相对 VO_{2max} 的比较

如图 4-4 和表 4-14 所示，1000BG（Case）和 1000CG（Control）之间相对 VO_{2max} 的比较结果为：Case 组为（45.333 ± 7.946）mL/kg/min，Control 组为（42.032 ± 6.797）mL/kg/min，P（0.017）< 0.05，1000BG（Case）显著高于 1000CG（Control）。rs2256292 不同基因型之间相对 VO_{2max} 的比较结果为：CC、GG 和 CG 分别为（45.699 ± 6.540）mL/kg/min、（44.209 ± 7.976）mL/kg/min 和（41.907 ± 7.240）mL/kg/min。CC 型最大，GG 第二，CG 最差，其中，CC 与 CG、CC + GG 与 CG 之间具有显著性差异（$P \leqslant 0.05$）。这一结果表明 rs2256292 位点与相对 VO_{2max} 也存在明显的关联性，并且纯合子 CC 型和 GG 型的相对 VO_{2max} 都大于杂合子 CG 型。

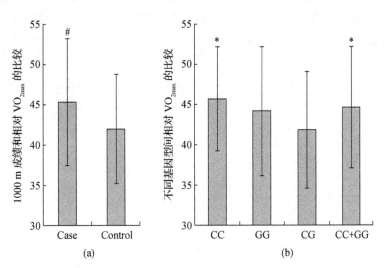

注：#为与 Control 组相比，$P < 0.05$；* 为与 CG 型相比，$P < 0.05$。

图 4-4　1000 m 运动能力、rs2256292 不同基因型之间相对 VO_{2max} 的比较

表 4–14　1000 m 运动能力、rs2256292 不同基因型之间相对 VO₂max

基因型	VO$_{2max}$/（mL/kg/min）	不同基因型间比较	*P*
1000 m 成绩		1000 m 优劣比较	
CC	45.699 ± 6.540	CC 与 GG	0.466
GG	44.209 ± 7.976	CC 与 CG	0.046
CG	41.907 ± 7.240	GG 与 CG	0.142
CC + GG	44.660 ± 7.551	CC + GG 与 CG	0.05
CC + CG	42.990 ± 7.210	CC + CG 与 GG	0.395
GG + CG	43.010 ± 7.649	GG + CG 与 CC	0.146
1000BG	45.333 ± 7.946		
1000CG	42.032 ± 6.797	1000BG 与 1000CG	0.017

4.2.4　rs2256292 不同基因型之间体成分相关指标的比较

rs2256292 不同基因型之间不同部位相对去脂软体重的比较结果如图 4–5 和表 4–15 所示。从总的相对去脂软体重，右上肢、左右下肢和躯干的相对去脂软体重来看，都是 CC 最大，GG 次之，CG 最小，并且 CC 与 CG 在右下肢、左下肢和躯干部位的相对去脂软体重具有显著性差异（*P* < 0.05）。

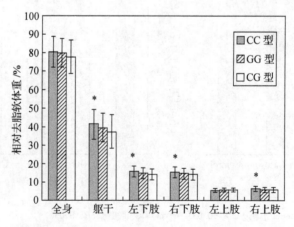

注：＊为与 CG 型相比，*P* < 0.05。

图 4–5　rs2256292 不同基因型相对去脂软体重的比较

表 4-15　rs2256292 不同基因型相对去脂软体重

单位:%

基因型	全身	躯干	左下肢	右下肢	左上肢	右上肢
CC	0.803 ± 0.085	41.556 ± 7.650	0.158 ± 0.029	0.156 ± 0.029	0.059 ± 0.006	0.064 ± 0.012
GG	0.796 ± 0.079	39.279 ± 7.479	0.149 ± 0.030	0.146 ± 0.029	0.058 ± 0.007	0.059 ± 0.012
CG	0.777 ± 0.093	37.398 ± 8.606	0.142 ± 0.033	0.141 ± 0.032	0.057 ± 0.007	0.058 ± 0.012

4.2.5　遗传模型

4.2.5.1　遗传背景

遗传学是一门研究遗传特征的科学，遗传信息蕴藏在由核苷酸聚合而成的 DNA 分子中，基因是翻译蛋白质的一段核苷酸序列。基因通过翻译蛋白质形成机体的各种表型，一个基因可能有不同的组合，控制相同性状的基因叫作等位基因，一个等位基因可能是变异（mutant type-mt）的，也可能是野生（wild type-wt）的，变异原因是核苷酸的改变。因为人类是二倍体（两对同源染色体配对），所以每个基因都有两个等位基因，控制同一性状的两个等位基因组合在一起叫作基因型。基因型又分为纯合子和杂合子，两个相同等位基因的组合叫作纯合子，两个不同等位基因的组合叫作杂合子。基因的复等位基因叫作基因的多态性或基因突变，它们通常会表达成不同的表型。

遗传模型是针对染色体的分配规律及其对后代的影响进行量化分析，探讨理想状态下常染色体遗传情形，揭示下一代各情形的变化规律，从而对许多植物（动物）遗传分布有一个具体的了解。在常染色体遗传中，后代是从每个亲体的基因中各继承一个等位基因，形成自己的基因型。如果我们所考虑的遗传特征是由两个等位基因 A 和 a 控制的，那么就有 3 种基因型，记为 AA、Aa、aa。

4.2.5.2　等位基因变异型和野生型的区分及遗传模型的建立

一对等位基因如 A/G，如果 A 是频率较小的次要等位基因（minor allele)，那么等位基因 A 为变异型，G 为野生型，AA 表示纯合型突变基因型，AG 表示杂合型突变基因型，GG 表示野生型基因型[16]。

遗传模型包括：

隐性遗传模型（recessive model）：纯合子 mt VS wt 携带者；

显性遗传模型（dominant model）：mt 携带者 VS 非 mt 携带者；

加性遗传模型（additive model）：纯合子 mt VS 纯合子 wt；

共显性遗传模型（codominant model）：杂合子 VS 所有纯合子。

利用二元非条件逻辑回归分析，分别用 *OR* 值（odd ratio）、95% 的置信区间（95% CI）和 *P* 值对遗传模型进行显著性意义评估。若 95% CI 不包括 1 且 *P* 值 <0.05，则遗传模型具有显著性意义，说明突变位点与研究内容存在关联，此时 *OR* 值减去 1 即为高出的发生概率。

4.2.5.3 烟酰胺 *N*-甲基转移酶（NNMT）基因多态性位点 rs2256292 与 1000 m 运动能力遗传模式的建立

从表 4-10 和表 4-11 的分析结果来看，rs2256292 是烟酰胺 *N*-甲基转移酶（NNMT）基因唯一的一个与运动能力具有显著性关联的多态性位点。等位基因频率分别为 C（0.401）和 G（0.599），C 是频率较小的次要等位基因（minor allele），那么等位基因 C 为变异型，G 为野生型，CC 表示纯合型突变基因型，CG 表示杂合型突变基因型，GG 表示野生型基因型。我们进一步利用二元非条件逻辑回归分析建立了隐性、显性、加性和共显性遗传模型。结果如表 4-16 所示，隐性遗传模型 CC/CG + GG 基因型 *OR* 值为 2.047，95% CI 为 1.166 ~ 3.594，*P* 值为 0.013，对 BMI、年龄等影响因素进行校正后，*OR* 值为 2.342，95% CI 为 1.270 ~ 4.319，*P* 值为 0.006；显性遗传模型 CC + CG/GG 基因型 *OR* 值为 0.716，95% CI 为 0.462 ~ 1.111，*P* 值为 0.136，对 BMI、年龄等影响因素进行校正后，*OR* 值为 0.750，95% CI 为 0.465 ~ 1.209，*P* 值为 0.238；加性遗传模型 CC/GG 基因型 *OR* 值为 1.461，95% CI 为 0.789 ~ 2.704，*P* 值 0.228，对 BMI、年龄等影响因素进行校正后，*OR* 值为 1.682，95% CI 为 0.845 ~ 3.350，*P* 值为 0.139；共显性遗传模型 CG/CC + GG 基因型 *OR* 值为 0.462，95% CI 为 0.298 ~ 0.717，*P* 值为 0.001，对 BMI、年龄等影响因素进行校正后，*OR* 值为 0.442，95% CI 为 0.274 ~ 0.714，*P* 值为 0.001。隐性遗传模型和共显性遗传模型均具有显著性意义（*P* <0.05）。在隐性遗传模型下，变异型纯合子 CC 与野生型等位基因 G 携带者相比，1000 m 运动能力更强，CC 基因型是等位基因 G 携带

者先天 1000 m 运动能力强的 2.342 倍，提示等位基因 G 携带者 1000 m 运动能力先天性更差；在共显性遗传模型下，杂合子 CG 与纯合子 CC、GG 相比，1000 m 运动能力更差，纯合子 CC、GG 是杂合子 CG 先天 1000 m 运动能力强的 2.262 倍（1/0.442）。以上结果表明，NNMT 基因多态性与 1000 m 运动能力之间有显著相关性，纯合子优于杂合子，位点 rs2256292 共显性遗传效应明显（$P < 0.01$）。

表 4-16　位点 rs2256292 基因型遗传模型

遗传模型	基因型	Cases	Controls	OR(95% CI)	Adjusted OR(95% CI)	$P(P_{Adjusted})$
隐性遗传	CC	41(0.64)	23(0.36)	2.047	2.342	0.013
模型	(CG + GG)	128(0.47)	147(0.53)	(1.166,3.594)	(1.270,4.319)	(0.006)
显性遗传	(CC + CG)	97(0.47)	111(0.53)	0.716	0.750	0.136
模型	GG	72(0.55)	59(0.45)	(0.462,1.111)	(0.465,1.209)	(0.238)
加性遗传	CC	41(0.64)	23(0.36)	1.461	1.682	0.228
模型	GG	72(0.55)	59(0.45)	(0.789,2.704)	(0.845,3.350)	(0.139)
共显性遗传	CG	56(0.39)	88(0.61)	0.462	0.442	0.001
模型	(CC + GG)	113(0.58)	82(0.42)	(0.298,0.717)	(0.274,0.714)	(0.001)

注：Cases，1000 m 较好组；Controls，对照组；*OR*，优势比；95% CI，95% 置信区间；Adjusted，对 BMI、年龄进行校正。

4.2.5.4　显性程度（Dominance degree）分析

表 4-16 结果表明，烟酰胺 *N*-甲基转移酶（NNMT）基因多态性位点 rs2256292 共显性遗传效应明显。对显性程度进一步分析，用 *h* 值说明[17]。如图 4-6 所示，h（degree of dominance）= ln（ORco）/ln（ORa），其中，ORco 为共显性模型 *OR* 值；ORa 为加性模型 *OR* 值。

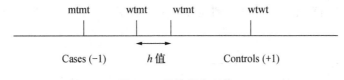

图 4-6　显性程度 *h* 值

根据 *h* 值，本研究可分为以下 4 种显性程度。如图 4-7 所示，（a）为共显性遗传（$h=0$）；（b）为显性遗传（$-1 \leqslant h \leqslant 1$ 且 $h \neq 0$）；（c）为超显性遗传（$h < -1$）；（d）为显性不足（$h > 1$）。

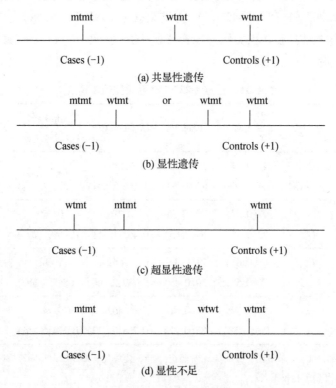

图 4-7　4 种显性程度

如图 4-8 所示，烟酰胺 *N*–甲基转移酶（NNMT）基因多态性位点 rs2256292 对 BMI、年龄等影响因素进行校正后，$h = \ln (OR\text{co}) / |\ln (OR\text{a})| = -1.58$，为（d）超显性（over-dominance）遗传。

以上结果表明，烟酰胺 *N*–甲基转移酶（NNMT）基因多态性与 1000 m 运动能力之间有显著相关性，超显性（over-dominance）遗传效应明显。

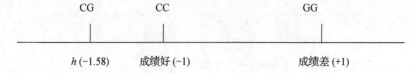

图 4-8　NNMT 基因多态性位点 rs2256292 显性程度

4.3　分析与讨论

4.3.1　烟酰胺 *N*-甲基转移酶（NNMT）基因多态性与运动能力的关联

本研究发现，人类烟酰胺 *N*-甲基转移酶（NNMT）基因有一个位点（rs2256292）的基因型与 1000 m 运动能力密切相关（CC 型的成绩最好，GG 型次之，CG 型最差），但是没有发现 50 m 运动能力显著相关的 SNP 位点，这可能与 NNMT 基因对机体的有氧代谢调控作用较强有关。理论上讲，NNMT 基因变异对机体的 1000 m 运动能力具有明显影响并不奇怪。NNMT 基因的生理作用就是转移 SAM 的甲基，催化 Nam 的甲基化，生成 Me-Nam。首先，Nam 是 NAD^+ 的前体物质，Nam 甲基化将直接影响 NAD^+ 的水平，而 NAD^+ 是机体能量代谢的关键辅酶，直接参与了有氧氧化的全过程，NAD^+ 水平的变化会直接影响机体的能量代谢过程。其次，SAM 不但是烟酰胺的甲基供体，同时也是 DNA 甲基化过程中甲基的主要来源，因此，烟酰胺 *N*-甲基转移酶（NNMT）基因水平的变化将直接影响到多种蛋白的基因表达。张钧利用基因芯片技术对 NNMT 基因转染前后的 SW480 细胞株进行了比较分析[7]，结果发现，转染前后表达差异超过 2 倍的基因有 30 多个，并且这些基因大部分与糖、脂代谢及氧化呼吸链有关。Kraus 等发现 NNMT 基因低表达可以明显降低小鼠 NNMT 基因的表达、显著增加小鼠在静息状态的耗氧量[5]。从这些报道来看，大部分研究都证明了烟酰胺 *N*-甲基转移酶（NNMT）基因对有氧代谢具有显著的调节作用，而对无氧代谢的调节作用却鲜有报道出现。

4.3.2　烟酰胺 *N*-甲基转移酶（NNMT）基因多态性与最大摄氧量（VO_{2max}）的关联

最大摄氧量（VO_{2max}）反映的是机体利用氧进行能量代谢的最大能力，也是评价机体有氧运动能力的主要生理指标。从本研究的结果来看：rs2256292 位点 CC 型的有氧运动成绩最好，相对最大摄氧量（VO_{2max}）也最大；GG 型次之，相对最大摄氧量（VO_{2max}）也次之；CG 型最差，相对最大摄氧量（VO_{2max}）也最小。可见，影响机体的相对最大摄氧量（VO_{2max}）可能是烟酰胺 *N*-甲基转移酶（NNMT）基因 SNP 变异引起有氧运动能力变化的重要因素。机体的最大摄氧量（VO_{2max}）一方面取决于外周组织细胞利用氧的能力，另一方面取决于血液循环运送氧的能力。NNMT 基因表达水平的变化不但对细胞的耗氧能力有明显的调节作用，而且对血液运送氧的能力也有明显的影响。Riederer 等[18]研究表明，NNMT 基因高表达时，血液中血红蛋白（Hb）水平也明显更高。Hb 是血液中传递氧和二氧化碳的特殊蛋白，提高运动员 Hb 水平，有显著的抗自由基作用，能提高运动员运动能力，提高大负荷高强度训练期的最大摄氧量水平[19]。因此，改变血浆 Hb 的水平，可能也是烟酰胺 N-甲基转移酶（NNMT）基因影响机体的最大摄氧量（VO_{2max}）和有氧运动能力的重要途径。

4.3.3　烟酰胺 N-甲基转移酶（NNMT）基因多态性与肌肉的关联

肌肉是人体运动的直接执行者，肌肉的发达程度对运动能力的影响也是显而易见的。去脂软体重主要反映了肌肉的含量，去脂软体重越大，说明肌肉越发达，潜在能量也越大[20]。本研究结果显示，NNMT 基因 rs2256292 位点 CC 型身体的总肌肉，以及上、下肢与躯干的肌肉的发达程度均为最高，其次为 GG 型，CG 最不发达。肌肉是运动员取得优异成绩的关键因素，并且肌肉的遗传度非常高[21]。从本研究的结果来看，NNMT 基因 rs2256292 位点变异与人体的肌肉发达程度也有较为明显的关系，这可能也是烟酰胺 N-甲基转移酶（NNMT）基因 SNP 变异影响机体 1000 m 运动能力的另一个重要原因。

4.3.4　多态性位点 rs2256292 与 1000 m 运动能力的遗传模型

遗传模型是针对染色体的分配规律及其对后代的影响进行量化分析，探讨理想状态下常染色体遗传情形，揭示下一代各情形的变化规律，从而对个体遗传分布有一个具体的了解。本研究结果表明，烟酰胺 N-甲基转移酶（NNMT）基因多态性与 1000 m 运动能力之间有显著相关性，且纯合子优于杂合子。对 BMI、年龄等影响因素进行校正后，超显性遗传效应明显。在医学遗传学中，许多疾病与基因变异密切相关，杂合子的患病风险有时会强于纯合子，这就是超显性遗传现象[22]。可见，杂合子在疾病与遗传的相关研究中是一个危险因子。本研究中受试者 1000 m 运动完成时间杂合子高于纯合子，即运动成绩纯合子优于杂合子，所以超显性遗传效应明显。

4.4　小结

烟酰胺 *N*–甲基转移酶（NNMT）基因多态性对 50 m 运动能力的影响不明显，但是对 1000 m 运动能力则有显著的影响，其中，rs2256292 变异引起的相对最大摄氧量和体成分的变化可能是其影响 1000 m 运动能力的重要途径。

4.5　文献综述

4.5.1　基因多态性

基因多态性亦称为遗传多态性，指在同一生物种群中，同时存在两种或两种以上不连续的基因型或等位基因。从本质上来讲，多态性源于基因水平上的变异，一般发生在基因系列中不编码或没有重要调节功能的区域。人类基因多态性既来源于基因组中重复序列拷贝数的不同，也来源于单拷贝序列的变异，以及双等位基因的转换或替换。通常分为三大类：DNA 片段长度多态性、DNA 重复序列多态性、单核苷酸多态性[23]。

4.5.1.1　DNA 片段长度多态性

DNA 片段长度多态性（FLP）亦称为限制性片段长度多态性，是遗传的第一代标志。DNA 片段中单个碱基发生缺失、重复或插入引起限制性内切酶位点的变化，导致 DNA 的片段长度发生变化。这类多态性发生比较普遍。

4.5.1.2　DNA 重复序列多态性

DNA 重复序列多态性（RSP）亦称为短串联重复序列多态性，是遗传的第二代标志。该类多态性的发生是由于重复序列拷贝数的变异造成的，短串联重复序列按单位长短可分为大卫星、中卫星、小卫星和微卫星。人类基因组 DNA 有 3×10^9 bp，串联重复序列占 10%，也称为卫星 DNA。短串联重复序列总长在 20 kb 以内，微卫星由 2 ~ 6 bp 组成，小卫星由 15 ~ 65 bp 组成。

4.5.1.3　单核苷酸多态性

核苷酸是一种由碱基、磷酸和五碳糖组成的化合物，核苷酸主要作用是构成核酸，进而合成 DNA 分子。戊糖与有机碱合成核苷，核苷与磷酸合成核苷酸，4 种核苷酸（每一种都有特定碱基）组成核酸。单核苷酸多态性（SNP）是基因水平上的单个核苷酸变异引起的 DNA 序列长度多态性，也是遗传的第三代标志。SNP 在人类基因组中广泛存在，平均每 500～1000 个碱基对中就有 1 个，其总数可达 300 多万个。

4.5.2　运动能力与遗传

20 世纪以来，随着生物学的高速发展，遗传学发展迅速并逐渐成熟。遗传学已成为现代生物学的核心，研究领域非常广泛，包括各种动植物、细菌、病毒、生命形式。在体育科研领域，关于运动能力与遗传方面的研究也越来越多。夏燕波等[24]研究表明，人体的运动能力受遗传因素影响较大，一个优秀运动员运动能力的形成主要包括两部分，第一部分是遗传，第二部分是后天的训练。正常情况下（除个别极端个体），一个亲代对子代运动能力的遗传可以达到 50%[25]，也就是说，一个具有卓越运动能力的亲代会把50% 的优秀运动才能遗传给下一代，子代的运动才能还可能超越上一代。携带遗传信息的基因一般以两种方式遗传给后代：①单基因遗传，如血型、色盲、血红蛋白等指标；②多基因遗传，如身高、体重等。与人运动能力有关的各种性状，绝大多数都是通过多基因遗传的，如运动员的长度、宽度、最大吸氧量、肌纤维类型等。

4.5.3　基因多态性与运动能力的研究现状

人体运动能力具有非常高的遗传度，20 世纪以来，随着生物学技术的发展，越来越多体育科研工作者认识到基因变化对人体运动能力的影响及通过基因预测人体运动能力的价值。关于基因与运动能力的关联研究得到了很大发展，获得了很多研究成果。目前，关于基因多态性与运动能力的研究主要集中在耐力素质、爆发力素质和运动训练敏感性 3 个方面[26-27]。

4.5.3.1　耐力素质的关联基因

耐力素质是指机体在一定时间内保持特定运动强度负荷的能力，可以分为两类，肌肉耐力和心血管耐力。肌肉耐力也叫作力量耐力，心血管耐力又分为有氧耐力和无氧耐力。耐力素质在基因多态性与运动能力研究中开展最为广泛和深入，涉及的相关位点最多。目前报道出的与耐力素质相关的基因主要有 ACE 基因（血管紧张素转移酶基因）、线粒体 DNA、过氧化物酶体

增殖物激活受体基因、肾上腺素受体基因、鸟嘌呤核苷酸结合蛋白 β 亚基 3
基因、核呼吸因子 2 基因、单羧酸转运蛋白 1 基因、胶原蛋白编码基因
COL5A1 和 COL6A1 等[23]。

　　ACE 基因在基因多态性与运动能力的关联研究中是最早被发现的，也
是研究最多的。1998 年，Gayagay 等[28]最先报道了 ACE 基因 I 等位基因与
耐力素质存在关联。ACE 基因位于人体第 17 号染色体，由 25 个内含子和
26 个外显子组成，长度为 21 kb。ACE 基因广泛分布于人体各组织，在骨骼
肌中有较高表达。主要起到降解缓激肽、使血管紧张素 I 转化为血管紧张素
II 的生物学作用[29]。线粒体 DNA 是闭合的双链环状分子，长度为 16569
bp，分编码和非编码区。线粒体 DNA 也是较早发现与运动能力相关的基因。
2012 年，Maruszak 等[30]对波兰优秀运动员线粒体 DNA 进行研究发现，线粒
体 DNA 的 H 和 HV 单倍体群（haplogroup）对优秀耐力素质有影响，特别是
高水平的耐力运动员。过氧化物酶体增殖物激活受体基因，有 PPARα、
PPARδ 和 PPARγ 3 种亚型。关于过氧化物酶体增殖物激活受体基因与运动
能力相关的报道逐渐增多。Maciejewska 等[31]研究表明，过氧化物酶体增殖
物激活受体基因 PPARα 亚型中，基因型 GG 与等位基因 G 在优秀耐力运动
员中显著多于普通组，等位基因 G 与运动员耐力素质存在关联。肾上腺素
受体基因是一类 G 蛋白受体，能被肾上腺素或去甲肾上腺素激活，分为两
种类型，一种是 α，另一种是 β。其中，α 又分为 α_1 和 α_2，β 分为 β_1、β_2 和
β_3。目前，关于肾上腺素受体基因与耐力素质的关联研究，主要有 β_2、β_3
和 α_{2A}。Wolfarth 等[32]研究表明，白人耐力项目运动员 β_2 等位基因 Gly 频率
显著高于普通人。鸟嘌呤核苷酸结合蛋白 β 亚基 3 基因，位于人体第 12 号
染色体，由 11 个外显子和 10 个内含子组成，长度为 7.5 kb，编码的氨基酸
有 340 个[33]。Eynon 等[34]研究了 155 名以色列优秀耐力和爆发力项目运动
员发现，耐力运动员基因型 TT 显著高于爆发力运动员，由此认为鸟嘌呤核
苷酸结合蛋白 β 亚基 3 基因与耐力素质相关。核呼吸因子 2 基因属于转录激
活因子，在调控核基因编码和线粒体基因编码的呼吸链亚基表达中发挥着直
接或间接的作用，由 5 个亚基组成，分别为 α、β_1、β_2、γ_1、γ_2。α 亚基由
α 基因编码，位于人体第 21 号染色体，β_1、β_2、γ_1、γ_2 4 个亚基由 β 基因剪
接而成，位于人体第 5 号染色体[35]。关于核呼吸因子 2 基因与耐力素质的
关联研究主要集中于 β 基因。研究表明，有多个多态性位点与耐力素质相
关。Eynon 等[36]对西班牙优秀运动员的耐力素质与核呼吸因子 2 基因多态

性位点 rs12594956 的关联进行研究，结果表明，耐力项目运动员基因型 AA 显著高于普通人群，说明二者存在显著关联。此外，单羧酸转运蛋白 1 基因、胶原蛋白编码基因 COL5A1 和 COL6A1 等基因与耐力素质也存在显著关联[37-38]。

4.5.3.2　爆发力素质的关联基因

爆发力是指人体在高速运动时骨骼肌输出力的能力，是评价运动能力的重要指标，对 100 m 跑、跳高、跳远等项目至关重要。关于基因多态性与爆发力素质关联研究开展得比较晚，报道相对较少。相关基因主要有 α–辅肌动蛋白–3 基因、生长分化因子–8 基因、白细胞介素–6 基因、低氧诱导因子基因、血管紧张素原基因、一氧化氮合酶–3 基因等[23]。

α–辅肌动蛋白–3 基因与爆发力素质相关性研究主要集中在多态性位点 rs1815739。Eynon 等[39]通过对 155 名以色列耐力和速度运动员的研究发现，速度运动员多态性位点 rs1815739 基因型 RR 显著高于耐力运动员和普通人群。生长分化因子–8 基因，是骨骼肌生长的负调控因子，对骨骼肌的生长发育至关重要。关于该基因的研究相对较少，Ruiz 等[40]对于爆发力素质相关的基因型进行组合研究发现生长分化因子–8 基因在耐力运动员、爆发力运动员和普通人群中能够得到区分。白细胞介素–6 基因是一种重要的介导免疫细胞因子，对骨骼肌运动损伤后的修复具有重要的作用。关于该基因与爆发力素质的关联研究主要集中在多态性位点 rs1800795。Eider[41]等对波兰 158 名爆发力运动员和 254 名普通人群对比研究表明，爆发力运动员的基因型 GG 和等位基因 G 显著高于普通人群，由此他们认为等位基因 G 是影响爆发力运动员的因素之一。此外，低氧诱导因子基因、血管紧张素原基因、一氧化氮合酶 3 基因等与爆发力素质也存在显著关联[42-44]。

4.5.3.3　运动训练敏感性的关联基因

基因多态性与运动训练敏感性的相关研究主要集中于对普通人群的研究。通过对比不同基因型普通人群训练前后的各项评价指标来观察基因多态性对运动训练敏感性的影响[26-27]。研究的主要基因有 ACE 基因、HBB 基因、TFAM 基因、NRF$_2$ 基因等。Bae 等[45]通过对 17 名韩国女性进行为期 12 周的耐力训练发现，ACE 基因的 T3892C 多态性与耐力训练引起的最大摄氧量变化存在显著关联。此外，还有 9 个多态性位点与训练后心率变化显著相关[46]。胡杨等[47-53]进一步研究，对中国北方汉族新入伍士兵进行为期 18 周的耐力训练，发现 HBB 基因、TFAM 基因、NRF$_2$ 基因、AR 基因（CAG）n、

FECH 基因、AMPKα_2 基因和 CPT-1β 基因等基因多态性与人体心功能、VO$_{2max}$ 等相关指标的变化显著相关，认为可以作为有氧耐力训练敏感性的分子标记。

以上研究都是集中在普通人群，对于优秀运动员的研究报道相对较少。

Saber-Ayad 等[54]以青少年足球运动员为研究对象，研究运动后足球运动员的心脏功能变化与 ACE 基因多态性的相关性。结果表明，等位基因 D 携带者在训练后射血分数和肺动脉收缩压的敏感性显著增加。

4.5.4　烟酰胺 *N*-甲基转移酶（NNMT）基因

4.5.4.1　结构分布

烟酰胺 *N*-甲基转移酶（Nicotinamide *N*-methyltransferase，NNMT）基因位于人类第 11 号染色体（11q23），由 3 个外显子和 2 个内含子构成。基因组区域如图 4-9 所示。

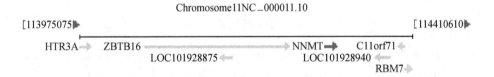

图 4-9　NNMT 基因组区域

4.5.4.2　烟酰胺 *N*-甲基转移酶（NNMT）基因多态性与运动能力

烟酰胺 *N*-甲基转移酶（NNMT）基因位于人类第 11 号染色体（11q23），dbSNP 数据库显示其 DNA 结构上由单个核苷酸的变异引起的多态（Single nucleotide polymorphisms，SNPs）位点多达几百个。Saito 等[55]在日本人 NNMT 基因中扫描出了 8 个 SNPs（图 4-10），其中 1 个 SNP 就位于 5′侧翼区，他们认为这一 SNP 可能会影响 NNMT 基因的转录效率。烟酰胺以 NAD$^+$ 的形式直接参与了糖、脂肪、蛋白质这三大能量物质的代谢过程，NNMT 的表达水平对机体的能量代谢具有明显的影响。前期研究中，我们发现烟酰胺甲基化速率与体成分[3]及能量代谢类型[4]明显相关。Kraus 等（2014）[5]在 Nature 上的报道进一步证实了我们的研究，他们发现通过降低 NNMT 基因（knockdown）表达可以显著增加细胞的能量代谢率。张钧等[6-7]的实验结果表明，NNMT 基因高表达可以引起多种与糖、脂代谢及氧化呼吸链相关的基因出现高表达的现象。糖、脂代谢及氧化磷酸化是运动时的主要能量来源，从这一角度来看，烟酰胺 *N*-甲基转移酶（NNMT）基因可能通过对机体能量代谢的调节来影响机体的运动能力。ATP 是机体运动时的直接能量供应者，也是唯一的直接能量来源，而有关 NNMT 对 ATP 合成影响的研究进一步证实了这一推论。文容等[8]报道 NNMT 参与了脂肪酸的新陈代谢和 ATP 的合成。Parsons 等[9]发现，帕金森患者脑神经细胞中 NNMT 的表达明显升高，并且 ATP 的合成及 ATP/ADP 的比例出现了明显的改变。

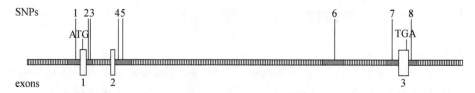

图 4-10 **日本人 NNMT 基因 DNA 序列中的 8 个 SNPs 位点**

参考文献

[1] Sternak M, Khomich T I, Jabukowski A, et al. Nicotinamide *N*-methyltransferase（NNMT）and 1-methylnicotinamide（MNA）in experimental hepatitis induced by concanavalin A in the mouse. Pharmacol Rep, 2010, 62：483 – 493.

[2] Kim H C C, Mofarrahi M, Vassilakopoulos T, et al. Expression and functional significance of nicotinamide *N*-methyltransferase in skeletal muscle of patients with chronic obstructive pulmonary disease. Am J Respir Crit Care Med, 2010, 81：797 – 805.

[3] Li J H, Wang Z H. Association between urinary low-molecular-weight metabolites and body mass index. Int J Obes, 2011, 35（S2）：554.

[4] Li J H. Measurement and analysis of the Chinese elite male swimmers' basal metabolism of nicotinamide using NMR-based metabonomic technique. Adv Meter Res, 2011（301 – 303）：890 – 894.

[5] Kraus D, Yang Q, Kong D, et al. Nicotinamide *N*-methyltransferase knockdown protects against diet-induced obesity. Nature, 2014（508）：258 – 262.

[6] Zhang Jun, Xie Xin-you, Yang Su-wen, et al. Nicotinamide *N*-methyltransferase proteinexpression in renal cell cancer. Journal of Zhejiang University-Science, 2010, 11（2）：136 – 143.

[7] 张钧，杨肃文，周美霞，等. NNMT 过表达对大肠癌细胞生物学行为的影响及意义研究. 杭州：浙江大学，2010.

[8] 文容，贺修胜，郭杏丹，等. NNMT 蛋白酶与肿瘤的关系. 现代生物医学进展，2014，17（49）：3385 – 3388.

[9] Parsons R B, Aravindan S, Kadampeswaran A, et al. The expression of nicotinamide N-methyltransferase increases ATP synthesis and protects SH-SY5Y neuroblastoma cells against the toxicity of Complex I inhibitors. Biochem J, 2011, 436（1）：145 – 155.

[10] Yan L, Otterness D M, Weinshilboum R M. Human nicotinamide N-methyltransferase pharmacogenetics：gene sequence analysis and promoter characterization. Pharmacogenetics, 1999, 9（3）：307 – 316.

[11] Chłopicki S, Kurdziel M, Sternak M, et al. Single bout of endurance exercise increases NNMT activity in the liver and MNA concentration in plasma-the role of IL-6. Pharmacol Rep, 2012, 64（2）：369 – 376.

[12] 李江华，王智慧，朱小娟，等. 代谢组学运动选材与传统生化选材方法的比较. 体育学刊，2013，20（1）：123 – 128.

[13] Rodríguez-Romo G, Ruiz J R, Santiago C, et al. Does the ACE I/D polymorphism, alone or in combination with the ACTN3 R577X polymorphism, influence muscle power phenotypes in young, non-athletic adults. Eur J Appl Physiol, 2010, 110（6）：1099 – 1106.

[14] 刘跃亮，曾照芳. 利用生物信息学方法挑选 MCPH1 基因标签单核苷酸多态性（TagSNPs）位点. 激光杂志，2011，32（6）：77 – 79.

[15] Ryan J Mays, Fredric L Goss, Elizabeth F Nagle-Stilley, et al. Prediction of VO_2 peak using OMNI Ratings of Perceived Exertion from a submaximal cycle exercise test. Percept Mot Skills, 2014, 118（3）：863 – 881.

[16] Lieb W, Graf J, Gotz A, et al. Association of angiotensinconverting enzyme 2（ACE2）gene polymorphisms with parameters of left ventricular hypertrophy in men, Results of the MONICA Augsburg echocardiographic substudy. J Mol Med, 2006, 84：88 – 96.

[17] Elias Zintzaras, Mauro Santos. Estimating the mode of inheritance in genetic association studies of qualitative traits based on the degree of dominance index. BMC Medical Research Methodology, 2011, 11：171.

[18] Riederer M, Erwa W, Zimmermann R, et al. Adipose tissue as asource of nicotinamide N-methyltransferase and homocysteine. Atherosclerosis, 2009, 204：412 – 417.

[19] 邓运龙，黄世林，王晓波，等. 军事五项运动员血红蛋白水平及其对运动能力影响的实验研究. 军事体育进修学院学报，2006，25（2）：110 – 113.

[20] 侯玉鹭，彭红. 中国优秀跳远运动员身体成分的分析. 中国组织工程研究与临床康复，2010，14（24）：4543 – 4546.

[21] 刘献武. 运动选材学. 北京：人民体育出版社，1991.

[22] Gao Y Q, Chen X, Wang P, et al. Regulation of DLK1 by the maternally expressed miR-379/miR-544 cluster may underlie callipyge polar overdominance inheritance. Proc Natl Acad Sci USA, 2015, 2 (44): 27 –32.

[23] 杨若愚，王予彬，沈勋章，等. 基因多态性与杰出运动能力. 中国组织工程研究，2014, 18 (7): 1120 –1128.

[24] 夏燕波，赵英俊. 运动能力遗传与选材. 安徽师范大学学报：自然科学版，2009, 32 (2): 194 –196.

[25] 梁述组，周毅刚. 运动能力与遗传. 武汉体育学院学报，1993, 4 (8): 42 –45.

[26] Roth S M, Rankinen T, Hagberg J M, et al. Advances in exercise, fitness, and performance genomics in 2011. Med Sci Sports Exerc, 2012, 44 (5): 809 –817.

[27] Pérusse L, Rankinen T, Hagberg J M, et al. Advances in exercise, fitness, and performance genomics in 2012. Med Sci Sports Exerc, 2013, 45 (5): 824 –831.

[28] Gayagay G, Yu B, Hambly B, et al. Elite endurance athletes and the ACE I allele-the role of genes in athletic performance. Hum Genet, 1998, 103 (1): 48 –50.

[29] Jones A, Woods D R. Skeletal muscle RAS and exercise performance. Int J Biochem Cell Biol, 2003, 35 (6): 855 –866.

[30] Maruszak A, Adamczyk J G, Siewierski M, et al. Mitochondrial DNA variation is associated with elite athletic status in the Polish population. Scand J Med Sci Sports, 2014, 24 (2): 311 –318.

[31] Maciejewska A, Sawczuk M, Cięszczyk P. Variation in the PPARα gene in Polish rowers. J Sci Med Sport, 2011, 14 (1): 58 –64.

[32] Wolfarth B, Rankinen T, Mühlbauer S, et al. Association between a beta2-adrenergic receptor polymorphism and elite endurance performance. Metabolism, 2007, 56 (12): 1649 –1651.

[33] Chen L, Sun C, Deng L. The study of beta2-adrenergic receptor gene polymorphism in Sanda athletes. Sheng Wu Yi Xue Gong Cheng Xue Za Zhi, 2012, 29 (1): 129 –133.

[34] Eynon N, Oliveira J, Meckel Y, et al. The guanine nucleotide binding protein beta polypeptide 3 gene C825T polymorphism is associated with elite endurance athletes. Exp Physiol, 2009, 94 (3): 344 –349.

[35] 何子红，许志勇，陆霞，等. NRF2 基因多态性与中国北方地区汉族男性有氧能力的关联. 中国运动医学杂志，2007, 26 (2): 139 –144.

[36] Eynon N, Ruiz J R, Bishop D J, et al. The rs12594956 polymorphism in the NRF-2 gene is associated with top-level Spanish athlete's performance status. J Sci Med Sport, 2013, 16 (2): 135 –139.

[37] Akhmetov I I, Khakimullina A M, Popov D V, et al. Polymorphism of the vascular endo-

thelial growth factor gene （VEGF） and aerobic performance in athletes. Fiziol Cheloveka, 2008, 34 （4）: 97 – 101.

[38] Ahmetov I I, Hakimullina A M, Popov D V, et al. Association of the VEGFR2 gene His472Gln polymorphism with endurance-related phenotypes. Eur J Appl Physiol, 2009, 107 （1）: 95 – 103.

[39] Eynon N, Duarte J A, Oliveira J, et al. ACTN3 R577X polymorphism and Israeli top-level athletes. Int J Sports Med, 2009, 30 （9）: 695 – 698.

[40] Ruiz J R, Arteta D, Buxens A, et al. Can we identify a power-oriented polygenic profile. J Appl Physiol, 2010, 108 （3）: 561 – 566.

[41] Eider J, Cieszczyk P, Leońska-Duniec A, et al. Association of the 174 G/C polymorphism of the IL6 gene in Polish power-orientated athletes. J Sports Med Phys Fitness, 2013, 53 （1）: 88 – 92.

[42] Lucia A, Martin M A, Esteve-Lanao J, et al. C34T mutation of the AMPD1 gene in an elite white runner. Br J Sports Med, 2006, 40 （3）: e7.

[43] Gómez-Gallego F, Ruiz J R, Buxens A, et al. The – 786 T/C polymorphism of the NOS3 gene is associated with elite performance in power sports. Eur J Appl Physiol, 2009, 107 （5）: 565 – 569.

[44] Ahmetov I I, Rogozkin V A. Genes, athlete status and training-an overview. Med Sport Sci, 2009, 54: 43 – 71.

[45] Bae J S, Kang B Y, Lee K O, et al. Genetic variation in the renin-angiotensin system and response to endurance training. Med Princ Pract, 2007, 16 （2）: 142 – 146.

[46] Rankinen T, Sung Y J, Sarzynski M A, et al. Heritability of submaximal exercise heart rate response to exercise training is accounted for by nine SNPs. J Appl Physiol, 2012, 112 （5）: 892 – 897.

[47] He Z, Hu Y, Feng L, et al. Polymorphisms in the HBB gene relate to individual cardiorespiratory adaptation in response to endurance training. Br J Sports Med, 2006, 40 （12）: 998 – 1002.

[48] He Z, Hu Y, Feng L, et al. Relationship between TFAM gene polymorphisms and endurance capacity in response to training. Int J Sports Med, 2007, 28 （12）: 1059 – 1064.

[49] He Z, Hu Y, Feng L, et al. NRF2 genotype improves endurance capacity in response to training. Int J Sports Med, 2007, 28 （9）: 717 – 721.

[50] Wang H Y, Hu Y, Wang S H, et al. Association of androgen receptor CAG repeat polymorphism with VO_{2max} response to hypoxic training in North China Han men. Int J Androl, 2010, 33 （6）: 794 – 799.

[51] 许亚丽，胡扬，温辉，等. 中国北方汉族男子 FECH 基因 IVS3-48T/C 多态与有氧运动能力表型指标的关联性研究. 中国运动医学杂志，2011，30（11）：981 – 985.

[52] 夏小慧，胡扬，李燕春，等. AMPKα$_2$ 基因多态性作为中国北方汉族人群心脏耐力训练敏感性分子标记的可行性研究. 体育科学，2011，31（8）：27 – 31，77.

[53] 夏小慧，胡扬，席翼，等. CPT-1β 基因多态性与有氧耐力训练敏感性的关联性研究. 体育学刊，2012，19（3）：125 – 129.

[54] Saber-Ayad M M, Nassar Y S, Latif I A. Angiotensin-converting enzyme I/D gene polymorphism affects early cardiac response to professional training in young footballers. J Renin Angiotensin Aldosterone Syst, 2014, 15（3）：236 – 242.

[55] Saito S, Iida A, Sekine A, et al. Identification of 197 genetic variations in six human methyltranferase genes in the Japanese population. J Hum Genet, 2001, 46（9）：529 – 537.

第5章　不同运动模式对大鼠肝脏与脂肪组织中 NNMT 表达的影响及减肥效果比较

目前，肥胖问题是困扰人类健康生活的重大公共卫生问题。肥胖症是一组代谢疾病，肥胖的产生通常认为是人体进食的热量多于消耗的热量时，这多出来的热量将会以脂肪的形式储存在体内，日积月累后超过正常的人体对于脂肪的需求量，达到一定值后就成为肥胖症。实际上肥胖症的产生不仅仅是由不良饮食导致的，它与人的遗传有很大关系，其中，有重要作用的是肥胖基因。已研究发现的与肥胖相关的基因已达 200 多个，其中，遗传基因对肥胖的影响作用较大，占所有原因的半数以上，而且是多基因协同作用的结果。因此肥胖症的基因研究对阐明肥胖的发病机制有十分重要的意义。

目前研究已发现多种肥胖基因，主要有 ARIA 基因、GP78 基因、FTO 基因、GPR-120 基因等。在肥胖基因中，有两种情况：一种是在能量代谢中起促进作用，另一种是在能量代谢中起抑制作用。在上述肥胖基因中，若抑制 ARIA 基因的表达则会促进能量代谢，相比较更不会带来肥胖；同样地，GP78 基因在体内主要也是起促进能量代谢作用；FTO 基因表达增加会抑制能量消耗，从而导致肥胖；抑制 GPR-120 基因的表达会抑制能量消耗带来更多的脂肪；同样地，本实验所研究的 NNMT 基因主要也是在能量代谢中起抑制作用。

烟酰胺 N-甲基转移酶（Nicotinamide N-methyltransferase，NNMT）基因是一种与人代谢有关的酶，在人体许多组织中都有表达，其中，在脂肪组织和肝脏水平具有较高的表达[1-2]。哈佛大学卡恩和他的同事们[3]研究表明，降低 NNMT 在白色脂肪组织中的表达对预防食源性肥胖及改善葡萄糖耐受性具有明显的作用。此外，抑制脂肪细胞 NNMT 表达可以导致能量消耗增加及明显的降低体重效果。Trammel 等[4]报告，抑制在肝脏组织中 NNMT 的表达，可以增加机体能量代谢，反过来促进 NNMT 在肝脏中的表达，能抑制能量代谢；在白色脂肪组织中，抑制在脂肪组织中 NNMT 的表达，可以抑制能量代谢，使机体脂肪增加。另外，促进脂肪的 NNMT 表达，将能够促进能量代谢，从而抑制脂肪储存。运动对人体的新陈代谢有促进作用，能增加人的能量消耗，也是最常见的一种减肥方式。NNMT 这种酶已经在人体组织内广泛存在，目前主要集中在医学的研究，包括病变组织中的表达，如帕金森病（PD）、肾癌、胃癌、甲状腺癌、膀胱癌、卵巢癌、胰腺癌、恶性神经胶质瘤和其他肿瘤[5-6]。张钧等[7]在研究中发现，在 NNMT 过表达对大肠癌细胞生物学行为的影响及意义研究中共选出 33 个候选基因，这些差异表达基因与代谢（脂质、糖）、细胞周期、细胞凋亡、细胞增殖、信号转导和细胞分化相关。上调的基因主要参与脂类代谢、氧化还原、电子传递。

据文献报道[3]，NNMT 主要在肝脏和脂肪组织中表达，已有研究表明NNMT 与肥胖及机体的能量代谢明显相关，但是不同的运动模式对于 NNMT在肝脏和脂肪组织中的表达影响如何，目前却没有相关研究报道，运动减肥的效果是否与 NNMT 表达的改变有关也不清楚。本实验主要通过对大鼠进行不同运动模式的减肥训练，以观察不同运动模式对 NNMT 在大鼠肝脏和脂肪组织中表达的影响，并分析不同运动模式的减肥效果是否与 NNMT 的表达有关。

5.1 实验材料

本研究所使用的主要仪器与试剂如表 5-1 所示。

表 5-1 主要仪器与试剂

仪器与试剂	生产厂家
大鼠跑台（DSPT-208）	杭州段氏制造厂
电子天平	上海浦春计量仪器有限公司
冰箱（4 ℃、−20 ℃）	美的
低温冰箱（−80 ℃）	海尔
空调	美的
电热双蒸水机	上海三申医疗器械有限公司
葡萄糖/乳酸分析仪	BIOSEN C-line GP + ——EKF
高压蒸汽消毒锅（DSX-280A 型）	上海申安医疗器械厂
乙醚	江苏强盛功能化学试剂有限公司

续表

仪器与试剂	生产厂家
液氮生物罐	江西省华盛特种气体有限公司
锡箔纸	上海三爱思试剂有限公司
滤纸	上海三爱思试剂有限公司
pH 试纸	上海三爱思试剂有限公司
PBS 缓冲液	北京中杉金桥生物技术有限公司
制冰机	SANYO, Japan
调速多用振荡器（HY-2）	常州国华电器有限公司
10 μL、20 μL、200 μL、1000 μL 移液器	BIOHIT, Finnpipettte
6 孔、12 孔、24 孔、96 孔板	COSTAR, USA
数显恒温水浴锅（HH-8）	常州国华电器有限公司
台式恒温隔水培养箱	上海跃进医疗器械有限公司
800 型离心沉淀器	上海手术器械厂
4℃低温离心机（TGL-16G）	上海安亭科学仪器厂
722 光栅分栏紫外线分光光度器	上海分析仪器总厂
Model E4860 Refrigerated Recirculator	BIO-RAD, USA
电泳槽	BIO-RAD, USA
SDS-PAGE 凝胶灌制装置	BIO-RAD, USA
SDS-PAGE 凝胶垂直电泳系统	BIO-RAD, USA
Model 3000XI Computer Controlled Electrophoresis Power Supply	BIO-RAD, USA
Trans-Blot SD Semi-Dry Transfer Cell（S-20）	BIO-RAD, USA
BIO-PRO Gel Image System 凝胶成像分析仪	SIM
凝胶扫描仪	SIM
微量进样器（25 μL）	宁波市镇海三爱仪器厂
电饭煲	美的
凡士林	南昌白云药业有限公司
RIPA 裂解液	Novoprotein

续表

仪器与试剂	生产厂家
PMSF	Solarbio
BCA 蛋白浓度测定试剂盒	康为世纪
Tris	Solarbio
SDS	Solarbio
AP	Solarbio
TEMED	Solarbio
甘氨酸	Solarbio
饱和正丁醇	西陇化工有限公司
甲醇	天津市福成化学试剂有限公司
loading buffer	Solarbio
R250，G250	Solarbio
冰乙酸	西陇化工有限公司
乙醇	西陇化工有限公司
30% Acr-Bis（29∶1）	Solarbio
1.5 mol/L Tris	Solarbio
1.0 mol/L Tris	Solarbio
蛋白质 Maker	Novoprotein PM001-01A
PVDF 膜	Millipore，USA
吐温 20	Solarbio
脱脂奶粉	Solarbio
标准蛋白	康为世纪
NNMT 一抗（兔抗人）	Affinity
NNMT 二抗（羊抗兔）	康为世纪
GADPH 一抗（兔抗人）	Affinity
GADPH 二抗（羊抗鼠）	北京全式金生生物技术有限公司

续表

仪器与试剂	生产厂家
e-ECL Western Blot Kit 高灵敏度化学发光检测试剂盒	康为世纪
AX-II X 射线摄影暗夹	广东粤华医疗器械有限公司
X 胶片	KODAK
显影粉	天津市福成化学试剂有限公司
定影粉	天津市福成化学试剂有限公司

5.2　研究对象与方法

5.2.1　实验对象

6 周龄 SD 大鼠 35 只（购自南昌大学医学院动物研究室），体重 (186.5 ± 17.5) g。动物饲养室内分笼饲养，每笼 5 只，用专门购买的大鼠生长饲料喂养，饮食饮水均以自由方式随取随食，大鼠饲养室（30 m²）内空气流通，温度为 24 ~ 27 ℃，相对湿度为 40% ~ 60%，光照自然，严格控制训练期间的饲养条件。

5.2.2　适应性训练及动物筛选

适应性喂养 3 天后，所有大鼠在室温条件下进行 1 周 5 天的水平跑台适应性训练；每日更换垫料，保证饮水及食物充足，由于大鼠是昼伏夜出，所以训练时间定为从 19：00—21：00，具体如表 5-2 所示。

表 5-2　本研究 1 周适应性训练安排

运动天	第一天	第二天	第三天	第四天	第五天
时间 t/min	15	20	25	25	25
速度 v/（m/min）	10	15	20	按 "54545" 模式	按 "54545" 模式

注：第四、第五天采取间歇运动训练方法，以 25 m/min 速度跑 5 min 休息 4 min，重复 3 次。

35 只大鼠均需要进行适应性训练，适应性训练中观察每只大鼠的运动情况，遇到不愿意跑步的大鼠，将其剔除至对照组，并在其身上做好标记。将体重与身长超标的大鼠剔除，最后到正式分组时选 30 只大鼠进行正式实验。

5.2.3　实验分组

将选取的 30 只大鼠放置一笼，采用随机抓取的方法，平均分成 3 组：静息组（C 组）、有氧组（B 组）、无氧组（S 组），每组 10 只，每笼装 5 只。正式训练开始前一天，测量大鼠体重及身长，每测量 1 只就在其尾巴根部编号。分组完成后，将每组体重、身长录入电脑中，用 SPSS 21.0 对数据进行单因素方差分析，最后结果均 > 0.05，证明各组在正式实验前没有显著性差异，可以进行正式实验。

在为期 6 周的训练中，称量大鼠每天的饮水进食量；每周日下午测量大鼠体重；全程训练结束后，处死前测量大鼠体重、身长；在第三周时连续 2 天测量大鼠训练后末梢血的血乳酸浓度，并记录。

5.2.4　实验安排

正式实验安排如表 5–3 所示，训练时间为 19：00—21：00，每次训练开始前，以 10 m/min 的速度做适应性运动 2 min[8-10]。

表 5–3　本研究大鼠不同运动模式训练实验安排

	n/只	训练方式	生活方式
静息组（C 组）	10	无训练	自由饮食安静生活 6 周
有氧组（B 组）	10	训练时间：40 min/d，5 d/w，6 w 训练强度：15 m/min，连续运动 40 min	自由饮食生活 6 周
无氧组（S 组）	10	训练时间：跑 24 min，休息 16 min 训练强度：25 m/min，按照跑 5 min 休息 4 min 的模式运动 运动顺序：545454544	自由饮食生活 6 周

5.2.5 测试指标和方法

5.2.5.1 大鼠李氏指数测试[11-13]

（1）材料及方法

将分好组的大鼠以每笼 5 只的数量饲养，适应性训练 1 周后，测量每只大鼠的体重及身长（从大鼠鼻至肛门的长度即身长）。从开始训练的第一周开始每周测量大鼠体重（g），第六周最后一天训练结束再测量终末体重（g）及身长（cm）。训练全程采用自由采食法，每天提供充足的水量及食物，每天更换垫料、食物及饮水，保证材料及食物的营养及安全。

（2）指标

最后一周最后一天训练结束后，并禁食 24 h 后，依次检测以下项目：①称量大鼠体重，按（终末体重 – 初始体重）×初始体重×100% 计算大鼠每周的体重增加率；②将大鼠麻醉后，腹部朝下平放在解剖台上，用软皮尺准确测量大鼠从鼻至肛门的长度即身长，并根据式（5–1）计算 Lee's 指数：

$$Lee's\ index = \sqrt[3]{体重 \times 10^3 / 体长\ (cm)}\ 。 \tag{5-1}$$

5.2.5.2 大鼠血乳酸测试

测试仪器：大鼠跑台（DSPT-208）、血乳酸分析仪（BIOSEN C-line GP +）、取血毛细管、溶血素管、剪刀等。

测试方法：为了考察设定的运动强度是否满足实验所需要的有氧运动及无氧运动强度，所以在第三周测试大鼠训练后测试即刻的血乳酸值，以此来判断运动强度对大鼠能量代谢的影响及运动模式的可行性。测试前，先将血乳酸测试仪开机预热 1 h，定标质控，准备好实验材料。训练时采用错开时间训练方式，以保证测量的大鼠是刚刚经过训练未经过休息恢复的。运动结束后，将大鼠取出取血，先用酒精擦拭大鼠尾部根部，消毒剪刀剪开大鼠尾部末端，第一滴血用消毒棉球擦去，从第二滴开始用毛细管吸取血液，采集完用酒精棉球按压止血。迅速将毛细管丢入溶血素管中，晃匀，放置血乳酸测试仪上自动读取数字，记录结果。

5.2.6 大鼠取样

取样前将大鼠禁食 10 h，禁水 4 h。按照分组编号顺序抓取，将大鼠置于装有乙醚棉球的封口玻璃瓶中，观察 1~2 min，朝一方倾斜玻璃瓶，如大鼠顺着倾斜方向倒伏，则大鼠已经被麻痹，将其取出，进行解剖；将大鼠心、肝、脑、肾、肾周脂肪取出，用提前预冷好的 PBS 溶液清洗，挑出筋膜等杂质，每个组织最少洗 3 遍；洗完后用消毒滤纸吸干水分，用锡箔纸包好标记编号，迅速置于液氮中速冻；最后将其分批放入 -80℃ 冰箱中保存。

5.2.7　Western-Blot 蛋白检测[14]

5.2.7.1　蛋白提取、蛋白定量、制胶

（1）实验前准备工作

①离心机预冷 4℃、分光光度计开盖预热、恒温水浴锅预热 37℃、离心管 -20℃ 预冷。

②样品及试剂室温解冻（组织裂解液、标准蛋白试剂、凝胶试剂等）。

③干净的实验器材：清洗烧杯、量筒、引流棒等。

（2）组织总蛋白的提取

①PMSF 液配制（100 mmol/L）5 mL：PMSF $0.01742 \times 5 = 0.0871$ g，无水乙醇 5 mL。溶解后置于离心管，-20℃ 保存备用。

②匀浆。匀浆器碾磨法：匀浆器中先加入 1 mL 冷的 RIPA 裂解液及 2 μL 蛋白酶抑制剂混合物，混匀后置于冰上备用；称取 0.1 g 剪碎的组织样本，置于匀浆器，冰上研磨至无肉眼可见的固体；将匀浆好的组织液转移至另一预冷的消毒离心管。

③离心，4℃，10000 rpm，10 min。

④取上清液于预冷过离心管保存于 -80℃ 冰箱。

（3）考马斯亮蓝 G-250 法测定肌肉蛋白质含量

①实验原理。考马斯亮蓝 G-250 是一个比色法和色素法复合的方法。因为考马斯亮蓝 G-250 呈棕红色，在与蛋白质结合后会变为青蓝色。本实验的研究对象是动物组织，其组成为蛋白质。通过经验我们可以知道蛋白质含量在 0 ~ 1000 μg，蛋白质 - 色素在 595 nm 吸光度的黏结剂与蛋白质含量成正比，所以在这个实验中可以选择比色法检测。

②配置考马斯和制取样品。考马斯亮蓝染液配制方法如表 5-4 所示。

表 5-4　考马斯亮蓝 G-250（0.01%）染液配制方法

考马斯亮蓝 G-250	90% 乙醇	85% 磷酸	蒸馏水
0.1 g	50 mL	100 mL	定容至 1000 mL

注：此溶液在常温中可放置 1 ~ 2 个月；定容好的染液通过过滤（过滤纱布）和离心（2000 r/min），最后装入棕色瓶中 4℃ 保存。

③制样：取出组织，迅速称取 1.5 g 组织，置于遇冷研浆器，并加入 1 mL 裂解液、10 μL 10% PMSF 溶液（0.1 g PMSF 溶于 10 mL 水），冰上研浆。离心 10000 转、10 min 取上清，分装成三小管，一管待用，两管 −80 ℃备用。

④蛋白含量测试步骤

A. 分光光度计电源打开，先拨到 T 档、灵敏度 1 处，开盖，预热 30 min。

B. 调节波长在 595 nm 处，比色皿用棉球沾酒精清洗，蒸馏水冲干净。

C. 放入调零液，T 档处，开盖调零，闭盖（调 100% 保证调零液处于待测位置），倘若 1 档灵敏度不足，则拨至 2 档，此法类推，直至调零成功（在三档处能重复 3 次且稳定）。

D. T 值调零完成后，闭盖，旋至 A 档，A 档应为 0，不然则调消光零至 0；最后旋至 C 处，读数应为 0，否则重新调零。

E. 放入标准蛋白溶液，直接测定 C 值，调节 C 值至 50。

F. 放入待测样，每次测 C 值前，先从调零液开始读数：0，50，X，…

G. 读数应该稳定，否则重新配样、重新调零。

⑤配待测液——标准蛋白与待测样本液尽量同时加入，并保证所有测试在 2~20 min 内完成。

A. 空白液（调零液）：60 μL H_2O + 3 mLG-250。

B. 标准蛋白质溶液：30 μL 标准蛋白 + 30 μL H_2O + 3 mL G-250。

C. 样品稀释液 A：20 μL 上清液 + 80 μL H_2O = 100 μL。

D. 样品待测液 B：30 μL 液 A + 30 μL H_2O + 3 mL G-250。

⑥注意事项

A. 考虑到试剂反应时间，因此最好在试剂加入后的 5 min 内测定光吸收值。

B. 测定过程中，蛋白-染料复合物会有少量吸附于比色杯壁上，所以用专业的玻璃比色皿进行比色，使用完后，将其在 95% 的乙醇溶液中清洗。

（4）制胶准备工作

①清洗 1.0 mm 磨砂玻璃板：使用过的玻璃板放入温水洗衣粉液中过夜，冲洗干净，用甲醇 1 mL 擦拭上胶面玻璃，再用大量蒸馏水冲净，自然晾干。

②取干燥的玻璃板用注射器在两侧及底部均匀涂上凡士林，装上制胶

架，使玻璃板处于半松动状态。

③用密封条和凡士林密封两块玻璃板底部，旋紧，夹紧玻璃板。

④用蒸馏水加满玻璃板槽，观察是否漏液。

⑤确定不漏液后，缓慢倒置制胶架倒掉蒸馏水，然后用滤纸吸干。

（5）配胶和灌胶

①10% 分离胶配制。分离胶的配置如表 5-5 所示。

表 5-5　分离胶配置

名称	H₂O	30% Acr-Bis（29∶1）	1.5 mol/L Tris	10% SDS	TEMED	10% AP
体积	9.5 mL	8.5 mL	6.5 mL	0.25 mL	0.02 mL	0.25 mL

注：10% AP 制法：0.1 g 溶于 1 mL 蒸馏水中。

②灌分离胶。用玻璃棒慢慢引流进玻璃夹板槽，避免气泡。

③饱和正丁醇压分离胶液面。饱和正丁醇：先将 3 mL 正丁醇置于离心管再加入 3 mL 蒸馏水，过夜。取饱和正丁醇 1 mL，封胶。1 h 后，观察是否出现 3 层液面，出现则说明胶凝固，然后用蒸馏水洗胶 3 次。

④5% 浓缩胶配制。分离胶的配置如表 5-6 所示。

表 5-6　分离胶配置

名称	H₂O	30% Acr-Bis（29∶1）	1.0 mol/L Tris	10% SDS	TEMED	10% AP
体积	6.3 mL	1.50 mL	1.14 mL	90 μL	9 μL	90 μL

⑤灌浓缩胶。用玻璃棒慢慢引流进玻璃夹板，避免气泡。加完后，把 1.0 mm 的梳子缓慢插入两块玻璃板之间。

⑥凝固 3 h。

（6）配制电泳缓冲液

1× 配方：取 3 g Tris 碱；14.4 g 甘氨酸，1 g SDS，定容至 1 L。

10× 配方：取 3 g Tris 碱；14.4 g 甘氨酸，1 g SDS，定容至 100 mL，用时再加入 900 mL 水。10× 的储存液可以室温长期保存。

注：上缓冲液可以重复使用。

5.2.7.2　跑胶、染色、脱色、转膜、封闭

（1）凝胶上样前准备工作

①在上槽加入蒸馏水，浸润凝胶 5 min。

②观察是否漏液，如果漏液，重新固定玻璃板。

③电泳仪上槽不漏液后倒掉蒸馏水，加入新制电泳缓冲液于上槽，约 500 mL。

④缓慢拔下梳子，保证进样孔整齐。

⑤加回收的电泳缓冲液于电泳仪下槽，约 2 L。

⑥用玻璃棒把底部密封胶条捅下，准备进行电泳。

（2）配样

①根据实际需要的蛋白含量，配置上样液。例如，假设样本 3 的蛋白上清液浓度为 13.5 $\mu g/\mu L$，如需上样 60 μg 蛋白，按照 $M = C \times V$ 计算得出上样液 $V = 60\ \mu g\ /13.5\ (\mu g/\mu L) = 4.5\ \mu L$，然后用蒸馏水定容至 25 μL，再加入上样缓冲液（loading buffer）5 μL，制成 30 μL 的实际上样液。

②空白蛋白缓冲液 30 $\mu L = 25\ \mu L$ 水 $+ 5\ \mu L$ LoadingBuffer。

③样品制作好，振荡器混匀后。

④用枪头抽出 10 μL 蛋白质 Marker，直接上样。

⑤把配置好上样液的离心管擦入漂浮物，置于沸水中，煮沸 8 min。

⑥取出沸水中的离心管，自然冷却至室温。

⑦离心 10000 rpm，6 min，取上清液 30 μL 于离心管，待用。

（3）上样

①微量进液器在每次上样前，需用蒸馏水冲洗 3 次。分两次取尽 30 μL 的上样液，记录上样的孔号和顺序。

②取 Protein Marker 标准蛋白 10 μL（含 28 μg Protein）直接上样，无须缓冲液和沸水浴。

③上样液加完后，还需在上样液两边的空白孔分别加入空白缓冲液各 30 μL。

④盖上电泳槽，连接电源线及进水口。

（4）电泳

①给循环制冷装置加满水，打开电源及控温键，水注满冷却槽时，关闭电源，接上循环冷却仪的进水口（电泳仪的出水口）。开启制冷装置电源。

②打开电泳仪电源，恒流 30 mA，运行时间 1 h，溴酚蓝在分离胶上沿。

③调节电流，恒流 40 mA，运行时间 2.5 h，溴酚蓝至凝胶下沿。

（5）拔胶

①先关闭电源开关，拔出冷却管。

②缓慢取出电泳架，取出玻璃板，放入满水的盆中。

③用拨胶器从玻璃板缺口处缓慢拨下小玻璃板，使胶黏在大板上。

④用拨胶器在试验台上平整地切断大板上的浓缩胶，丢弃。

⑤继续在水中操作，拨下分离胶，用蒸馏水将胶冲入盛有蒸馏水培养皿。

（6）染色

①蒸馏水漂洗 3 次后，加入考马斯亮蓝染色液（R-250）至完全盖住凝胶，加盖。

②摇床上缓慢摇摆染色 30 min 后，回收染色液。

（7）脱色

①蒸馏水清洗 3 次凝胶，加入脱色液至完全盖住凝胶，加盖。

②摇床上缓慢摇摆脱色 8 h。

（8）保存

保存于 7% 冰醋酸，8 ℃，液面完全覆盖凝胶，加盖。

（9）转膜

①用尺子量取 25 ~ 40 KD 胶的尺寸（7 cm × 4.0 cm）。

②半干转膜缓冲液配方：甘氨酸 2.92 g，Tris 碱 5.8 g，SDS 0.375 g，甲醇 200 mL，双蒸水定容至 1.0 L。

③在一浅托盘中加入少量转移缓冲液，将胶和等大的滤纸放入其中浸泡。

④PVDF 膜先在甲醇中浸泡至透明（不超过 15 s），斜放入蒸馏水中 5 min，然后放入转膜缓冲液中平衡 10 min。

⑤滤纸上放置凝胶，再在凝胶上铺 PVDF 膜，再覆盖滤纸。小心将其转移到碳板上（胶下膜上）。盖上盖子，放入冰箱。

⑥接通电源开始电泳转移，一般使用恒流 2 mA/cm²，电压不超过 20 V，约 50 min 以内可以完成转移（转移时间可以根据电压的波动情况稍做调整）。

⑦转移完毕后，将 PVDF 膜取出，用 PBS 洗 5 min。

⑧转膜后的胶再次用 R-250 进行染色和脱色，检验转膜的状况。

⑨将使用过的转移电泳槽的各部分用去离子水冲洗干净，晾干备用。

（10）封闭及检验

①制备 5% 的脱脂牛奶溶液（5 g 奶粉 + 100 mL PBST），搅拌混匀，

备用。

②将 PVDF 膜取出，放入到牛奶中，摇床 1 h。

③检验：把转膜后的凝胶用考马斯亮蓝进行染色，判断是否有蛋白残留。

5.2.7.3　孵育、ECL、显影

（1）孵育

①裁膜。将膜放入 PBS 溶液中，用剪刀剪开内参和目的两部分（用铅笔在右上角和右下角各自做好标记）。

②一抗孵育。NNMT 一抗 1 mL 中含 2 μL NNMT 抗体（1∶500），GAP-DH 一抗 6 mL 中含 2 μL GAPDH 抗体（1∶3000），将膜小心放入自封袋，加入一抗液摇床过夜。

③洗膜。PBST 摇床洗膜 3 次，每次 10 min。

④二抗孵育。NNMT 一抗 4 mL 中含 2 μL NNMT 抗体（1∶2000），GAPDH 二抗 6 mL 中含 2 μL GAPDH 抗体（1∶3000），将膜小心放入自封袋，加入二抗液摇床 1 h。

⑤洗膜。PBST 摇床洗膜 3 次，每次 10 min。

（2）ECL

①配制 ECL 工作液。工作 A 液 1 mL + 工作 B 液 1 mL + 工作 C 液 2 μL。

②配制显、定影液，水

A. 显影液小袋粉溶于少量温水中，然后温水定容 250 mL，倒入大袋粉，搅拌混匀。

B. 定影液直接溶于温水 250 mL 中，搅拌均匀。

C. 水 250 mL。

③将膜铺在滤纸上，稍微干燥，铺上保鲜膜，蛋白面朝上（Marker 在右），涂上 ECL，滤纸吸干，盖上保鲜膜，盖上夹板。

（3）显影

①剪取 3 张以上底片（要比膜稍大），在右下角做好记号（避免弄反底片），放置在膜上，盖上盒子，曝光 15 min 左右后取出显影。

②取出胶片放入显影液中至条带清晰，再蒸馏水荡洗，然后放入定影液中至透明。

③晾片板上晾干底片。

5.3　实验结果

5.3.1　大鼠的体重、身长及 Lee's 指数的变化

从表 5-7 和图 5-1 至图 5-3 中可以看出，在运动前，C 组、B 组、S 组 3 组 SD 大鼠的体重、身长及 Lee's 指数等指标的差异均无统计学上的显著性意义。这些结果表明，实验开始前各实验组大鼠的初始条件基本一致。

表 5-7　运动前各组大鼠体重、身长及 Lee's 指数情况

组别	体重/g	身长/cm	Lee's 指数
静息（C）	288.74 ± 32.8	21.35 ± 1.15	312.447 ± 12.238
有氧（B）	285.63 ± 11.75	20.3 ± 1.2	325.231 ± 14.776
无氧（S）	290.85 ± 34.78	20.2 ± 1.3	316.712 ± 19.278

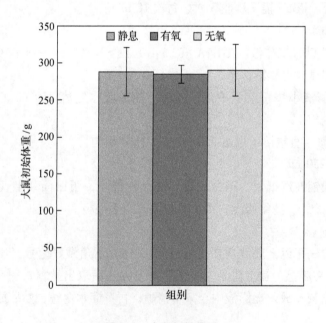

图 5-1　大鼠初始体重

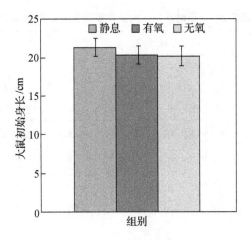

图 5-2　大鼠初始身长

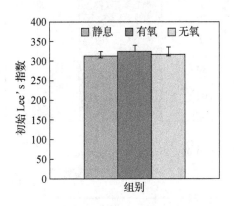

图 5-3　大鼠初始 Lee's 指数

　　从表 5-8 和图 5-4、图 5-5 可以看出，经过 6 周不同运动模式运动后，从大鼠的体重来看，与 C 组相比，B 组和 S 组大鼠均明显下降，其中，B 组达到显著性水平 ($P < 0.05$)，S 组达到非常显著性水平 ($P < 0.01$)，但是 B 组和 S 组大鼠体重的差异不明显 ($P > 0.05$)；从大鼠的 Lee's 指数来看，经过 6 周不同运动模式运动后，3 组大鼠的 Lee's 指数变化大小为：无氧运动组（S 组）< 有氧运动组（B 组）< 对照组（C 组），其中，S 组与 C 组之间、B 组与 C 组之间的差异均具有非常显著性差异，但是 B 组和 S 组大鼠的差异同样不明显。

表5-8 6周运动后，大鼠体重及 Lee's 指数情况

组别	体重/g	Lee's 指数
静息（C）	478.085 ± 66.975	301.668 ± 14.743
有氧（B）	$418.98 \pm 59.59^{*}$	$276.89 \pm 10.827^{\#\#}$
无氧（S）	$404.785 \pm 38.325^{**}$	$275.453 \pm 12.236^{\#\#}$

注：$*$为与 C 组比较，$P < 0.05$；$**$为与 C 组比较，$P < 0.01$；$\#\#$为与 C 组比较，$P < 0.01$。

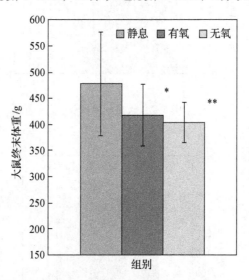

注：$*$为与 C 组比较，$P < 0.05$；$**$为与 C 组比较，$P < 0.01$。

图5-4 大鼠终末体重比较

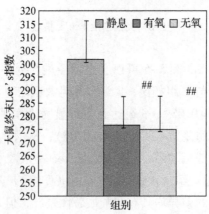

注：$\#\#$为与 C 组比较，$P < 0.01$。

图5-5 大鼠终末 Lee's 指数

5.3.2　不同运动模式期间各组大鼠每只每日摄食情况

从表 5-9 和图 5-6 可以看出，就大鼠每只每日摄食量的变化而言，与 C 组相比，B 组、S 组 2 组大鼠的平均每日的摄食量均明显低于 C 组，并且差异均具有非常显著性意义（$P < 0.01$）。

表 5-9　运动期间大鼠每日每只摄食、饮水情况

组别	每日每只摄食量/g	每日每只饮水量/g
静息（C）	25.736 ± 2.408	71.6015 ± 18.147
有氧（B）	23.905 ± 2.240 **	57.1705 ± 12.603
无氧（S）	23.8535 ± 2.194 **	78.292 ± 17.952

注：** 为与 C 组比较，$P < 0.01$。

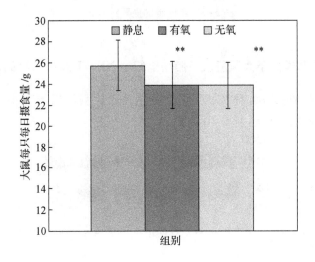

注：** 为与 C 组比较，$P < 0.01$。

图 5-6　大鼠每日每只摄食量

5.3.3　不同运动模式下，大鼠运动后血乳酸变化情况

不同运动组测试后的血乳酸水平如图 5-7 所示。通过单因素方差分析，结果表明 3 个运动组之间差异显著（$P < 0.05$），之后进行组间比较显示，B 组的血乳酸水平比 C 组略高（$P > 0.05$），但是 S 组的血乳酸水平要明显高

于（*P* < 0.01）C 组和 B 组。这些结果表明，在不同运动模式下，B 组大鼠主要通过有氧系统获得能量供应，而 S 组大鼠主要从糖酵解系统获得能量供应。

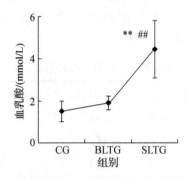

注：CG，静息组（*n* = 10）；BLTG，有氧运动组（*n* = 10）；SLTG，无氧运动组（*n* = 10）；** 为与 CG 比较，*P* < 0.01；## 为与 BLTG 比较，*P* < 0.01；误差线，±标准差。

图 5-7　不同组的血乳酸水平

5.3.4　各运动模式下大鼠肝脏及脂肪组织中 NNMT 蛋白水平的表达

大鼠肝脏和脂肪组织 NNMT 蛋白表达 WB 检测结果如图 5-8 所示，经过灰度值分析的结果如表 5-10 所示。

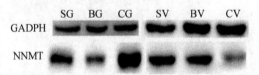

注：SG，无氧组肝；BG，有氧组肝；CG，静息组肝；SV，无氧组脂肪；BV，有氧组脂肪；CV，静息组脂肪。

图 5-8　WB 检测结果

表 5-10　不同运动组大鼠肝脏、脂肪中 NNMT 的表达比较（NNMT/GAPDH）

	无氧组	有氧组	静息组
肝脏组织	0.797 ± 0.041[**]	0.619 ± 0.030[**]	1.452 ± 0.055[##]
脂肪组织	0.852 ± 0.069[**]	0.547 ± 0.628[**]	0.114 ± 0.030

注：** 与静息组相比，*P* < 0.01；## 与脂肪组织比，*P* < 0.01。

如图 5-9 所示，T 检验结果显示，静息组大鼠肝脏中 NNMT 的表达明显高于脂肪组织，差异具有非常显著性意义（$P < 0.01$），说明在没有运动刺激的情况下，肝脏中 NNMT 的表达相对较高。

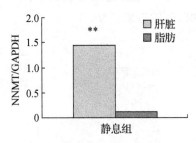

注：＊＊为与脂肪组织比较，$P < 0.01$。

图 5-9　静息组肝脏与脂肪组织中 NNMT 表达的比较

如图 5-10 所示，单因素方差分析结果显示，不同运动组大鼠肝脏中 NNMT 的表达具有非常显著性差异（$P < 0.01$），其中，静息组最高，其次是无氧组，最低的是有氧组，并且任意两组之间的差异都具有非常显著性差异（$P < 0.01$）。这一结果说明，运动对肝脏中 NNMT 的表达具有明显的抑制作用，并且乳酸阈以下的有氧运动对肝脏中 NNMT 表达的抑制作用明显强于乳酸阈以上的无氧运动。

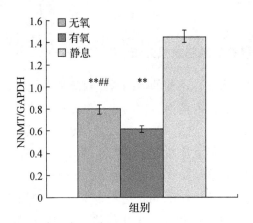

注：＊＊为与对照组比较，$P < 0.01$；##为与有氧组比较，$P < 0.01$。

图 5-10　不同运动组大鼠肝脏中 NNMT 表达的比较

如图 5-11 所示，单因素方差分析结果显示，不同运动组大鼠脂肪组织中 NNMT 的表达具有非常显著性差异（$P < 0.01$），其中，无氧组最高，其

次是有氧组，最低的是静息组，并且任意两组之间的差异都具有非常显著性差异（*P* < 0.01）。这一结果说明，运动对脂肪中 NNMT 的表达具有明显的刺激作用，并且乳酸阈以上的无氧运动对脂肪组织中 NNMT 表达的刺激促进作用明显强于乳酸阈以下的有氧运动。

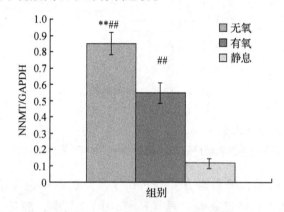

注：**为与对照组比较，*P* < 0.01；##为与有氧组比较，*P* < 0.01。

图 5–11　不同运动组大鼠脂肪组织中 NNMT 表达的比较

5.4　分析与讨论

5.4.1　不同运动模式的减肥效果分析

从实验结果可以得出，不同的运动模式对体重并没有显著性影响。从实验过程分析，可能的原因有两个。原因一是虽然运动的速度与时间不同，但是总的运动量是相同的，都是 750 m，可以猜测是否是运动总量相同的原因。关于大鼠不同运动模式下的运动情况，周蔚[15]曾经做过相关研究，他所建立的运动模型为：有氧运动，初始速度为 15 m/min，每隔 5 min 速度增加 3 m/min，当速度达到 20 m/min 后将跑台坡度增加 5%，持续时间为 60 min；无氧运动，与我们相同，采用间歇运动的方式，以速度为 50 m/min，跑 6 min，休息 5 min，重复 3 次。计算这两种不同运动的运动量为有氧运动总距离为 1890 m，且运动速度不断增加，会不断增加大鼠的最大摄氧量，并有 5% 的坡度；无氧运动总距离为 1200 m。从上述实验过程我们可以知道，有氧运动总运动量是大于无氧运动的，最终得出的实验结果为无氧运动组在 2 周、5 周、6 周的体重减轻程度均小于有氧运动组。同样，李丽[16]在研究中表示，在有氧运动总距离为 1500 m，速度为 25 m/min，时间为 60 min 与间歇性低氧条件下运动距离为 1500 m，速度为 25 m/min，时间为 60 min 条件下，经过 5 周训练，其组间体重没有显著差异性，而安静组体重增长比运动组增长要快。根据上述实验情况，我们可以认为，大鼠的体重减轻程度和运动量的大小相关，而与运动模式没有很大关联。本实验是处于相同总运动量下的不同运动模式，综上所述，实验得出两种运动模式下，体重没有太大变化是可以解释的。即两种运动模式减肥的效果基本一样，没有显著性差异。原因二是是否与摄食量的多少有关。王军[17]进行了不同强度跑台运动对大鼠摄食量的影响研究，分为静息组，一般训练组为 15 m/min ×20 min，疲劳训练组初始速度为 15 m/min，每 5 min 增加速度 5 m/min，直至达到 40 m/min，研究结果表明，疲劳组每只大鼠摄食量显著低于另外两组，而静息组和一般运动组之间差异无统计学意义。上述研究表明了摄食量与运动强度有关，但是运动量的多少并没有说明。参照汪军[18]的研究，我们知道在一次性运动中，大鼠的摄食量随着运动强度的不断加大而降低得越多；长期运动表明，前几周运动组摄食量显著下降，从第四周开始逐渐与静息组靠近。Blundell 等研究发现[19]，当运动强度超过 60% VO_{2max} 时，饥饿感会受到抑制。通过参考 Bedford 的运动强度与最大摄氧量的关系，我们认为本实验的有氧运动训练与无氧运动训练运动强度均是在 60% VO_{2max} 以上，这就造成了与静息组摄食量有显著差异，而对于大鼠而言，达到了一定的强度，对摄食量均会产生抑制作用，所以两运动组之间摄食量均下降了相近的值。因此，两种运动模式的减肥效果没有差异。

5.4.2　不同运动模式对肝脏 NNMT 表达的影响

本实验研究结果显示，运动对肝脏中 NNMT 的表达具有明显的抑制作用，并且乳酸阈以下的有氧运动对肝脏中 NNMT 表达的抑制作用明显强于乳酸阈以上的无氧运动。我们知道在正常情况下，人体通过血液循环运输氧气来满足各器官的生理所需。当人体运动时，随着运动强度的增加耗氧量也增加，通过神经调节和体液调节，使心脏在单位时刻内射出更多量的血液，从而使大量的血液更快地流到运动着的肌肉中，使肌肉得到充分的氧，来满足运动所需能量。肝脏中的血液供应主要有两条途径：一是肝动脉是来自心脏的动脉血，主要给肝脏提供氧气，二是门静脉利用消化道的静脉血来供给营养。肝脏中的血液 1/4 来自肝动脉，3/4 来自门静脉，肝动脉血主要供给肝脏所需的氧气。有氧运动需要氧的参与，长时间有氧运动需要心脏不断地将氧气通过血液运输到肌肉中进行氧化反应，以此来产生能量，这就会造成体内器官在自身进行代谢时血液的供给上出现不足的情况。卢文彪[20]经过研究表明长时间剧烈运动会使肝脏产生异常的代谢过程和不同水平的代谢调节紊乱，同时使细胞的一些结构和功能发生变化，影响肝脏的物质代谢情况。

在进行无氧运动时，由于负荷强度大，肌肉一般利用的是磷酸原和糖酵解来供能，不需要大量氧气来参与供能，而有氧运动强度小，肌肉需要氧气来参与进行有氧氧化。本实验通过乳酸阈强度来区分有氧运动和无氧运动，实验结果显示，运动组的 NNMT 表达量低于静息组，且有氧运动组比无氧运动组还要低，其表达情况是静息组 > 无氧运动 > 乳酸阈 > 有氧运动。正常情况下 NNMT 在肝脏中的表达量较高，而通过运动表达量降低了，可以认为是由于肝脏代谢被抑制导致，而有氧运动的表达量比无氧运动还要低，我们知道肝脏代谢需要氧气参与，运动造成肝脏中血液减少，氧气量降低，所以推测是氧气抑制了 NNMT 的表达。

5.4.3 不同运动模式对脂肪组织 NNMT 表达的影响

实验研究结果显示，运动对脂肪中 NNMT 的表达具有明显的刺激作用，并且乳酸阈以上的无氧运动对脂肪组织中 NNMT 表达的刺激抑制作用明显强于乳酸阈以下的有氧运动。从实验结果我们得出运动能够抑制脂肪中 NNMT 的表达水平，分析造成这种现象的原因可能是脂肪在运动时供给运动的能量增加，这就使得脂肪的代谢活动增强，而 NNMT 的表达水平与脂肪的代谢活动成正相关，所以就造成 NNMT 的表达也升高。至于乳酸阈以上的无氧运动对脂肪组织中 NNMT 表达的刺激抑制作用明显强于乳酸阈以下的有氧运动的原因，目前还不清楚，但是我们的另一项研究显示，糖酵解代谢对 NNMT 的表达有明显的促进作用。

5.5 小结

①有氧持续运动模式与无氧间歇运动模式都有明显的减肥效果，除了能增加机体的能量消耗之外，运动对摄食量的抑制作用也是取得减肥效果的重

要原因之一。

②在总的运动量和运动时间保持一致的情况下，从减肥的效果来看，有氧持续运动模式与无氧间歇运动模式差别不明显。

③运动对 NNMT 在肝脏中的表达具有明显的抑制作用，并且有氧持续运动的抑制效果更明显，但是对脂肪组织中 NNMT 的表达具有明显的刺激作用，并且无氧间歇运动的刺激作用更明显。

④由于有氧持续运动模式与无氧间歇运动模式的减肥效果没有显著性差异，同时运动对肝脏和脂肪组织中 NNMT 表达的影响出现了明显相反的结果，因此运动减肥的效果是否与 NNMT 表达有关，还需要进一步的实验研究。

5.6　文献综述

5.6.1　肥胖症概述

随着现代社会生活水平的不断提高，服务类行业的蓬勃发展导致人们的生活方式大大改变，以及不同种类的食物被人们不断摄入造成营养物质过剩导致体内脂肪堆积到一定的数值，从而产生一种慢性疾病——肥胖症。肥胖症已经成为严重制约人类进化及发展的一个重要问题。它主要是在高脂高热饮食、长期缺乏运动及心理发生障碍等作用下，引起体内调控体脂的神经内分泌紊乱而导致的疾病。常与心脑血管病、2 型糖尿病、高血压、血脂紊乱等合并存在，并成为其重要致病原因，将其称为"代谢综合征"[21]。

除了上述情况外，在现实生活中还有另外一种肥胖现象，也被称为单纯性肥胖。单纯性肥胖的人身体脂肪分布比较均匀，没有内分泌紊乱，也没有代谢紊乱。但是他们通常具有家族肥胖史。也就是说，这种类型的肥胖主要是由遗传引起的。有报道显示，单纯性肥胖的人群占肥胖总人口的 95% 以上。

当前来看，肥胖或者与肥胖相关的代谢性疾病，已日渐成为一种常见的、全球流行性疾病，并且在 2005 年就已经被列为严重影响人类身心健康和社会发展的十大疾病之一[22]。根据世界卫生组织（World Health Organization，WHO）《2012 年度世界卫生统计报告》，最近 20 年中全球肥胖人口的总数翻了一番[23]。

5.6.2　肥胖症产生的环境因素

肥胖是一种代谢性疾病，其病因十分复杂，发生原因及机制至今尚未十分明确。据以往研究发现，肥胖症的产生不但与遗传有关，也与饮食、运动和心理等环境因素密切相关。

5.6.2.1　饮食因素

饮食是人民每天必不可少的，人们每天或多或少都会摄入一定量的食物来维持机体的正常运行。热量摄入多于热量消耗造成脂肪合成增加，脂肪合成增加堆积后是肥胖的物质基础。郭吟等[24]发现，饮食与肥胖症有密切关系，其中，饮食过量是人和动物肥胖的基本要素，并且进食次数与总量的多少与肥胖有直接关系。若摄入的热能多于消耗的热能就会导致能量在体内的蓄积，而脂肪是体内热能蓄积的主要方法，所以脂肪的多少与食品物质的供应具有显著的相关关系。段佳丽等[25]发现，肥胖发生的危险因素主要与暴饮暴食、主食摄入量大有关，维生素摄入少、经常大量摄入高脂高热食物及饮食时间不规律对儿童肥胖发生有较大影响。

5.6.2.2　运动因素

实践告诉我们，运动有助脂肪的消耗，在现代生产生活之中，随着经济发展、交通工具的多样，许多之前人力工作进入机械化操作等原因，使得现代人们消耗热量的机会变少。另外，由于食物供应的充足造成摄取的能量并未减少，进而形成肥胖。人变胖之后，要动起来的代价比胖之前要高，所以会出现活动越趋缓慢，也就更加减低能量的消耗，最后导致恶性循环，肥胖无可避免地发生。

曹岩[26]等调查证实，约67%的肥胖儿童不爱运动，这提示我们运动与肥胖有密切关系。有研究表明，80%~86%的人如果在儿童时期是小胖子，那么在他成年后也会发胖，且运动不足是肥胖的重要原因[27]。王晶晶等[28]在对肥胖儿童青少年进行体质测试时发现，肥胖的儿童其体能非常低，在进行速度为 4 km/h 的行走时，这些儿童的心率普遍处于 100 次/min 以上，心率随着速度的提高而显著增加，研究结果说明肥胖儿童的心脏承受负荷能力很低。

5.6.2.3　心理因素

为了解除心情上的烦恼，情绪的不良现象，许多人通过吃来发泄，进行调节，这也是饮食过量而导致肥胖的原因。曹岩等[26]调查发现，肥胖儿童喜欢独处者占 28.44%，自卑者占 35.78%。

5.6.3　肥胖症产生的遗传因素

目前，肥胖已经成为一个严重危害人类健康生存的问题。在中国，经过统计，肥胖者已超过 9000 万人，超重者高达 2 亿人。肥胖不但会导致心脑血管病、糖尿病、癌症等诸多疾病，还会因为发病使人健康面临严峻考验。许多研究表明，基因与肥胖之间存在紧密的联系。其中，肥胖基因在肥胖的发生中起重要作用。我们知道肥胖是多基因遗传病，目前已经发现的肥胖相关的基因已达 200 多个，其中，一半左右的肥胖是由遗传基因决定的。据查阅相关资料，我们知道人体内有一种食欲与能量平衡调节的途径，而肥胖基因就是这个途径中的组成部分，如果这种途径失去平衡了，那么就会导致体内脂肪的积累和体重的增加。

肥胖病因和发病机制是一个非常复杂的过程，目前尚无准确的解释来说明，经验发现其是机体在遗传、环境、行为因素或共同相互作用下能量代谢失衡的结果。一般认为，行为和环境是肥胖的主要影响因素。目前现代生活方式中，肥胖发生的主要根源是食物摄入过多，人体进行体力活动减少。所以我们只要控制热量摄入、增加活动强度即可预防肥胖发生。但通过实践证明，通过环境控制或者是运动健身疗法虽能在短期内达到控制体重的目的，但肥胖患者生活方式的改变却难以得到长期坚持，肥胖治疗的长期效果并不理想。随着遗传学，尤其是分子遗传学的发展，遗传因素在肥胖发生中的重要性已逐渐受到重视[29]。Comuzzie 等[30]研究成果指出，肥胖症的发病原因中，遗传因素占 40%～70%，因此开展肥胖疾病的病因及其发病机制的遗传学研究非常重要。

5.6.3.1　肥胖基因研究进展

ARIA 基因：通过基因技术研究的发展，对肥胖的研究也越来越多。2013 年日本团队报告称 ARIA 是一种与肥胖相关的基因，如果抑制该基因表达，即使吃高脂肪食物也不容易变胖。根据京都府立医科大学的研究人员和其他机构研究发现，该基因的功能是防止脂肪燃烧。ARIA 基因表达被抑制的实验鼠不容易变胖，即使它们与正常实验鼠一起连续 14 周食用高脂肪食物，其皮下和内脏脂肪的量也只有后者的 1/3～1/2。在喂食普通食物的实验中，研究人员发现，虽然两组实验鼠的体重没有出现差别，但是 ARIA 基因表达受抑制的实验鼠的血糖值上升却受到遏制，这表明抑制 ARIA 基因表达可以预防糖尿病。

GP78 基因：GP78（glycopritein 78）是一种糖蛋白，其相对分子质量为 78 KD。它是在 1991 年，从小鼠黑素瘤细胞 B16-F1 中纯化得到的[31]，最初 GP78 是在 AMF（自动分泌运动因子）中作为 AMF 的受体被发现的，与 AMF 只在肿瘤细胞中表达不同的是 GP78 在多种组织中都有表达，包括肿瘤组织和正常组织[32]。其中，GP78 在多种肿瘤组织中的表达量均明显高于正常组织。

GP78 在脂肪组织中也有表达。由宋保亮研究组与李伯良研究组的研究发现，GP78 在调控脂质代谢方面具有特殊的功能。通过实验表明，将小鼠肝脏中 GP78 基因特异性敲除后，小鼠的脂肪含量减少，小鼠即便吃高脂饮食，也没有发胖，并且随着时间的推移也没有出现年龄诱导的肥胖，而且对胰岛素的敏感性会增强。其原因是 GP78 是一个"泛素连接酶"，能将"泛素分子"的小蛋白连接到目的蛋白质，使其被降解。所以如果能抑制 GP78 基因的小分子化合物，那么我们就能针对代谢疾病的治疗有更多的选择[33-34]。

FTO 基因：肥胖相关基因（Obesity associated，FTO）是第一个通过 GWAS 方法被确认的肥胖易感基因[35-36]。人的 FTO 基因定位于 16 号染色体长臂上，全长 410 507 bp，包含有 9 个外显子，分子量约为 58 KD，属于非血红素加双氧酶超家族成员[37]。小鼠中同样存在，其位于第 8 号染色体上，与人 FTO 基因在蛋白质水平的同源性约为 87%[38]。

FTO 基因广泛分布于生物体内，在下丘脑浓度最高，在脑组织和胰岛的表达量最高。研究发现，小鼠 FTO 基因的 mRNA 在脑组织中最多，尤其是下丘脑核控制能量平衡的区域，小鼠 FTO 蛋白具有类似的双链 β 折叠结构，其上含有 4 个能结合二价铁和 2-酮戊二酸的保守残基，辅助因子铁离子和 2-酮戊二酸对 FTO 蛋白功能的实现非常关键，鼠重组体 FTO 蛋白能催化单链 DNA 中 3-甲基胸腺嘧啶的脱甲基作用[39]。若 FTO 脱甲基酶活性降低的，携带有该位点突变的转基因鼠即使被高脂喂养也不易发胖[40]。在转基因动物模型中进一步证实了 FTO 的生物学作用：FTO 敲除小鼠出现体重降低，白色脂肪组织显著减少且能量消耗增加等特点；与之相反，FTO 基因过表达小鼠表现为进食亢进而代谢缓慢，并很快出现肥胖[41-42]。

GPR-120 基因：GPR-120 被长链脂肪酸激活，是紫红质样 G 蛋白偶联受体，而与肥胖有关的脂质生成是由于 GPR-120 被长链脂肪酸激活所产生的。

所以 GPR-120 与肥胖高度相关。人 GPR-120 编码基因位于 10q23.33，有 4 个外显子，只存在于高等脊椎动物中[36]。经研究发现，GPR-120 基因在脂肪中高表达[43-44]。GPR-120 有多种生理功能，其中在脂质的相关性中，它起到控制脂肪细胞分化的功能。其中，GPR-120 表达下降可以抑制脂肪细胞分化，反之，GPR-120 表达上升将促进脂肪细胞分化[43]。因为 GPR-120 基因与脂肪细胞分化相关，所以 GPR-120 在肥胖中起重要作用。

5.6.3.2　NNMT 基因概述及其对肥胖的影响

NNMT 基因：烟酰胺 N–甲基转移酶（Nicotinamide N-methyltransferase, NNMT）是一种酶，这种酶与代谢有关，在体内许多组织表达。于 1988 年首次发现，Alston 等[45]从猪的肝脏提取，研究表明，NNMT 在人、猪组织不仅可以表达，也在小鼠体内的组织中有表达，包括高表达在大鼠肝脏组织中，心脏、大脑、肌肉、肺、肾脏也有相应的表达。Hendrix M J 等[46]研究证明，NNMT 同样也在脂肪中高表达。

NNMT 是一种与物质代谢有关的酶，并且它又在脂肪组织中有较高的表达，通过哈佛大学卡恩[47]研究表明，NNMT 这种酶存在于脂肪组织中，降低 NNMT 的表达的脂肪组织对预防食源性肥胖及代谢葡萄糖耐受不良有很大作用，并且通过降低 NNMT 的表达来抑制组织中脂肪细胞会导致能量消耗增加并能提高脂肪酸的新陈代谢[48]。通过查阅资料知道，脂肪酸氧化产生的能量能够维持机体大部分能量所需，并且通过脂肪酸氧化时释放出来的能量约有 40% 为机体利用合成高能化合物，其余 60% 的能量以热的形式释出，说明机体能很有效地利用脂肪酸氧化所提供的能量。牟波等[49]在研究中表明，NNMT 可以不可逆地催化烟酰胺及其他的类似物的甲基化反应，在肝脏中有较高的表达。常新荣[50]在研究中指出，NMMT 不仅在肝脏中有比较高的活性，而且在脑、心、骨骼肌和肾等多种组织中都有表达。近来发现在分化的人和小鼠的脂肪组织也有相当高的 NNMT 活性。然而，NNMT 在脂肪细胞分化中的作用机制尚不清楚。

近日，Samuel A. J. Trammell 和 Charles Brenner 等[51]在研究中指出，抑制 NNMT 在肝脏中的表达，能够增加能量代谢，反之，促进 NNMT 在肝脏中的表达，能够抑制能量代谢；在脂肪组织中，抑制 NNMT 在脂肪中的表达，能够促进能量代谢，避免机体发胖，反之，促进 NNMT 在脂肪中的表达，能够抑制能量代谢，从而使机体出现肥胖现象。

所以，本实验将对比不同运动模式下大鼠肝脏、脂肪组织的蛋白表达情况并进行比较，分析不同运动模式对大鼠体内 NNMT 的影响，以揭示不同运动模式减肥效果的生理机制。

5.6.4 NNMT 与癌症

5.6.4.1 癌细胞的特点：有氧糖酵解

早在 1920 年，德国生物化学家 Otto Warburg 就发现了肿瘤细胞代谢的特点：高水平的糖酵解作用。线粒体呼吸功能障碍是引发肿瘤发生的根本原因，由于肿瘤细胞不能经由线粒体途径获得 ATP，只能进行代谢重组，以维持细胞内的 ATP 和 NADH 水平正常，为了维持细胞生存和满足大分子合成的需要，细胞选择激活另一种能量代谢方式——有氧糖酵解（Aerobic glycolysis）[52]。与线粒体有氧氧化相比，虽然产生 ATP 的速度更快，但其产能效率低下，也正是这个原因，肿瘤细胞为满足能量需求和生物大分子前体原料供应需要消耗大量的葡萄糖。另外，有氧糖酵解过程中产生了众多中间代谢产物，这些代谢产物都能被肿瘤细胞所利用，为蛋白质和脂类及核酸等生物大分子的合成提供前体原料，进而更利于肿瘤细胞本身的生长和增殖。例如，核苷酸生物合成的前体——5-磷酸核糖来源于糖酵解途径的 6-磷酸葡萄糖；3-磷酸甘油酸、磷酸烯醇丙酮酸和丙酮酸盐都是氨基酸生物合成的前体；同样，糖酵解的中间产物二羟丙酮可以作为脂质合成的前体[53]。

5.6.4.2 NNMT 减弱癌及癌旁细胞的甲基化能力

目前，NNMT 已经被证实，在多种肿瘤中出现了高表达的状况，并已经被证实可以作为一些癌症类型的重要生物标志物。如在直肠癌患者的组织切片中，NNMT 表达出现了显著性的增高并且可以作为直肠癌病变的标识物。与此同时，在非小细胞癌、口腔鳞状细胞癌、膀胱癌、肝癌、结肠癌、成神经管细胞瘤、乳腺癌等处也都发现了 NNMT 异常高表达。

NNMT 的异常调节会促进肿瘤的发生，NNMT 作为癌细胞代谢相关的产物，会消耗 SAM 的甲基单元并产生 MNA，以此途径改变 SAM/SAH 比率来调节蛋白的甲基化进程，使得癌细胞甲基化的潜能变弱，并且在一定程度上影响到能量消耗。同时，NNMT 诱导的低甲基化还与肿瘤细胞的迁移或转移高度相关。

另外，NNMT 还会导致癌细胞的外生性状态发生改变，即组蛋白类低甲基化、其他肿瘤相关蛋白及促肿瘤发生类基因的产物表达量增加。但在其他的报道中发现，NNMT 的表达量与组织和细胞类型及分化程度相关，并且它在细胞中的定位也与肿瘤类型有关。所以认为，NNMT 在癌症发生及发展过程中起着重要的作用，并且可以把它作为肿瘤分期的靶分子。

5.6.5　NNMT 与老年病

5.6.5.1　老年病

阿尔茨海默病（Alzheimer's disease，AD）、帕金森病（Pakinson's disease，PD）等神经退行性疾病，2 型糖尿病（非胰岛素依赖性糖尿病），癌症，中风，动脉粥样硬化，心肌梗死等，这些疾病都与心脑血管或组织器官的衰老相关，多发于中老年人，所以也经常被统称为老年病。越来越多的研究都表明，NNMT 及 Nampt 在这些老年病中有着十分密切的关联性[54]。

5.6.5.2　NNMT 与阿尔茨海默病和帕金森病

猴子和人有着相似程度非常高的基因序列，但二者的智力却相差很大，甚至在患病的种类上也相去甚远，如猴子不会患上 AD 和 PD 两种疾病。当人和猴子都注射 MPTP（1-甲基-4-苯基-1，2，5，6-四氢吡啶，简称甲苯氢噻）后，黑质纹状体通路多巴胺神经元选择性地被破坏，在猴子身上却并未引起持续性 PD 症状，更没有发展成 PD。虽然 AD、PD 等神经退行性疾病的病理仍不清楚，但是从已有研究中可以知道，NAD 的水平增加可以显著性地延缓神经退行性病变的发展；同时，增加 Nampt 的表达也可以起到保护 SH-SY5Y 神经母细胞瘤细胞系的作用（Parsons R B，2011）。此外，决定 NAD 水平的关键酶 Sirtuins 能够激活 α-分泌酶来抑制 β 淀粉样蛋白（amyloid protein β，Aβ）的生成从而减少 AD 的发生[55]。

如图 5-12 所示，NNMT 的高表达，会加速 ATP 的合成使 SH-SY5Y 活跃并抵抗 AD、PD 产生病理性毒素，增加 SH-SY5Y 细胞的存活率。NNMT 起着调节烟酰胺和 N-甲基烟酰胺在体内平衡的作用，同时生成的乙酰胆碱也将帮助大脑的开发。但是，它不可能长时间地保护或者延迟 MPTP 毒性所带来的持续性的类帕金森病症状。尼古丁或者咖啡因甚至毒品带来的干扰都可能导致 NNMT 的成瘾或者致癌作用。SAM 的持续消耗，会影响到神经递质、激素和 DNA 的甲基化，进而影响到细胞的发育、增殖和运行状况。此时，还原性辅酶 NADH 就可以通过氧化能力来氧化并控制 MPTP 所带来的毒性和代谢副产物[56]。

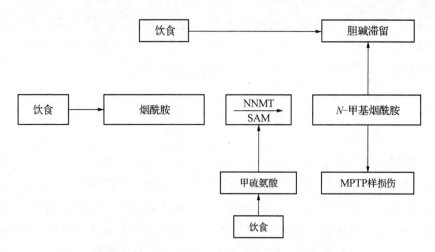

图 5-12 NNMT 抵抗 AD、PD 产生的病理性毒素

5.6.6 蛋白质组学研究进展

自从人类基因组的结构测定成功，使得科学家们认识到，基因只是遗传信息的载体，要想知道大自然中的各种生命现象及运动规律，就应该对蛋白质的表达进行研究。蛋白质组学就是后基因组学中的一个重要内容，旨在研究蛋白质的功能，通常我们将一个细胞在特定生理或病理状态下表达的所有种类的蛋白质称为蛋白质组，而其研究的主要内容就是在特定的生理或病理条件下检测蛋白质表达的差异，并分析蛋白质之间的相互关系及作用。蛋白质组到现在为止的研究进展不超过 20 年，它的研究内容主要集中在蛋白质研究、细胞研究、电泳分离蛋白质等内容，其中应用最广泛的内容就是蛋白质鉴定内容，主要通过单向、双向电泳与 Western-Blot 技术结合，来对蛋白质进行鉴定，也就是本实验对不同运动模式下大鼠体内 NNMT 表达情况的研究技术，目前来说，这种技术可以将几千种蛋白质进行分离，主要通过染色来比较之间的差异。为什么要进行蛋白质组的研究？因为自然中的各种生命特征的发生通常是由于多因素影响的，所以会涉及许多种蛋白质，而蛋白质与蛋白质之间是存在各种各样的联系的，并且蛋白质在进行生理功能表达的时候是各种各样的。因此要继续对生命活动进行研究，必然要对蛋白质进行全方位的研究。蛋白质组的研究是非常依赖技术的，本实验仍然在对蛋白质表达的研究中使用 Western-Blot 技术进行，即蛋白质免疫印迹法。最新研究结果表明，在进行蛋白质组研究中出现了许多新方法，如二维色谱（2D-LC）、二维毛细管电泳（2D-CE）、液相色谱 - 毛细管电泳（LC-CE）等来对蛋白质进行分离；或者是通过质谱技术研制的质谱鸟枪法、毛细管电泳 - 质谱联用等技术直接判定蛋白质组混合的酶解的产物。

　　蛋白质组与运动的关系，从基因表达的角度看，基因组的所有基因不可能通过 mRNA 同时翻译成蛋白质，而且因为存在 mRNA 的不一样的剪辑与翻译结束之后的修饰关系，蛋白质组的数量应该大于基因组的数量。运动会改变人体的稳态，还会改变各组织器官中的离子的浓度与种类、pH、营养状态、代谢产物堆积、激素浓度等因素。通过对蛋白质组的研究，将使我们能更加完善地学习到各种不同条件下及生命活动过程中体内一些具有功能的物质的代谢状况，蛋白质组学也必然会促进体育在科学基础上的发展。

参考文献

［1］Aksoy S, Szumlanski C L, Weinshilboum R M. Human liver nicotinamide *N*-methyltransferase cDNA cloning, expression, and biochemical characterization. J Biol Chem, 1994, 269（20）：14835 – 14840.

［2］Riederer M, Erwa W, Zimmermann R, et al. Adipose tissue as a source of nicotinamide *N*-methyltransferase and homocysteine. Atherosclerosis, 2009, 204（2）：412 – 417.

［3］Barbara B Kahn, Daniel Kraus, Qin Yang, et al. Nicotinamide *N*-methyltransferase knockdown protects against diet-induced obesity. Nature, 2014, 508（7495）：258 – 262.

［4］Trammel S A, Brenner C. NNMT：a bad actor in fat makes good in liver. Cell Metabolism, 2015, 22（2）：200 – 201.

［5］Nacitarhan C, Salon U, Kayacan N, et al. The effects of opioids, local anesthetics and adjuvants on isolated pregnant rat uterine muscles. Methods Find Exp Clin Pharmacol, 2007, 29（4）：273 – 276.

［6］Douglas A J, Clarke U, MacMillan S J, et al. Antinociceptive effects of the kappa-opioid aganist U50, 488：on parturition in rats. Br J Pharmacol, 1993, 112（1）：116 – 120.

［7］张钧，杨肃文，周美霞，等. NNMT 过表达对大肠癌细胞生物学行为的影响及意义研究. 中华检验医学杂志, 2010, 31（10）：1 – 92.

［8］Nao Ohiwa, Tsuyoshi Saito, Hyukki Chang, et al. Differential responsiveness of c-Fos expression in the rat medull aoblongata to different treadmill running speeds. Elsevier Ireland Ltd and the Japan Neuroscience Society, 2006（54）：124 – 132.

［9］Hideaki Soya, Akira Mukai, Custer C Deocaris, et al. Threshold-like pattern of neuronal activation in the hypothalamus during treadmill running：establishment of a minimum running stress （MRS） rat model. Elsevier Ireland Ltd and the Japan Neuroscience Society, 2007 （58）：341 – 348.

［10］ Edford T G, Tipton C M, Wilson N C, et al. M aximum oxygen consumption of rats and its changes with various experimental procedures. J Appl Physiol Respir Environ Exerc Physiol, 1979, 47 （6）：1278 – 1283.

［11］ Bernardis L L, Patterson B D. Correlation between 'Lee index' and carcass fat content in weanling and adult female rats with hypothalamic lesions. Journal of Endocrinology, 1968, 40 （4）：527.

［12］ Bunyan J, Murrell E A, Shah P P. The induction of obesity in rodents by means of mono-sodium glutamate. British Journal of Nutrition, 1976, 35 （1）：25.

［13］ 何明，涂长春，黄起壬，等. Lee's 指数用于评价成年大鼠肥胖程度的探讨. 中国临床药理学与治疗学杂志, 1997 （2）：177 – 178.

［14］ 符芳芳. 尼克酚胺转甲基酶（NNMT）在人肾癌组织中表达情况的研究. 杭州：浙江大学, 2006.

［15］ 周蔚. 不同训练负荷条件下 SD 大鼠运动模型的构建与评价. 中国组织工程研究与临床康复, 2010, 14 （37）：6899 – 6903.

［16］ 李丽. 模拟不同高度间歇性训练大鼠心肌代谢的研究. 兰州：西北师范大学, 2007.

［17］ 王军. 不同强度长期跑台运动对大鼠摄食及生理机能的影响. 中国疗养医学, 2011, 20 （2）：148 – 151.

［18］ 汪军. 运动对肥胖大鼠摄食量和体重影响及机制研究. 北京：北京体育大学, 2007.

［19］ Blundell J E, KingN A. Exercise, appetite control, and energy balance. Nutrition, 2000, 16 （7 – 8）：519 – 522.

［20］ 卢文彪，徐晓阳. 运动对鼠肝功能的影响. 安徽体育科技, 2001, 4 （92）：70.

［21］ Kannel W B, Wilson P W, Nam B H, et al. Risk stratification of obesity as a coronary risk factor. Am J Cardiol, 2002, 90：697 – 701.

［22］ Haslam D W, James W P. Obesity. Lancet, 2005, 366：1197 – 1209.

［23］ Danaei G, Finucane M M, Lin J K, et al. National, regional, and global trends in sys-tolic blood pressure since 1980：systematic analysis of health examination surveys and ep-idemiological studies with 786 country-years and 5. 4 million participants. Lancet, 2011, 377 （9765）：568 – 577.

［24］ 郭吟，陈文鹤. 肥胖症与运动减肥效果的影响因素. 上海体育学院学报, 2010, 34 （3）：64 – 66.

［25］ 段佳丽，刘泽军，王俊丽，等. 儿童单纯性肥胖环境影响因素调查分析. 中国公

共卫生杂志，2001，17（6）：550.

［26］ 曹岩，李振江，程柄香. 儿童单纯性肥胖的心理特点及肥胖因素的矫治. 吉林大学学报：医学版，1997（5）：554 – 555.

［27］ Li B，Nolte L A，Ju J. Skeletal muscle respiratory uncoupling prevents diet-induced obesity and insulin resistance in mice. Nature Medicine，2000，6（10）：1115.

［28］ 王晶晶，陈文鹤. 运动减肥对肥胖青少年身体形态、血液生化指标和心率的影响. 上海体育学院学报，2009，33（6）：58 – 61.

［29］ Bell C Q Walley A J，Froguel P. The genetics of human obesity. Nat Rev Genet，2005，6：221 – 234.

［30］ Comuzzie A Q，Allison D B. The search for human obesity genes. Science，1998，280：1374 – 1377.

［31］ Nabi I R，Watanabe H，Raz A. Identification of B16-F1 melanoma autocrine motility-like factor receptor. Cancer Res，1990，50（2）：409 – 414.

［32］ Kimihiro Shimizu，Masachika Tani，Hideomi Watanabe，et al. The autocrine motility protein factor receptor gene encodes a novel type of seven transmembrane protein. FEBS Letters，1999，456：295 – 300.

［33］ Pascal Pierre，Ivan R Nabi. The Gp78 ubiquitin ligase：probing endoplasmic reticulum complexity. Protoplasma，2012，249 Suppl 1（1）：S11.

［34］ 尚永亮. gp78 蛋白在肿瘤组织中的表达分析及功能研究. 天津：天津医科大学，2010.

［35］ Couzin J，Kaiser J. Genome-wide association-closing the net on common disease genes. Science，2007，316（5826）：820 – 822.

［36］ Gerken T，Girard C A，Tung Y C，et al. The obesity-associated FTO gene encodes a 2-oxoglutarate-dependent nucleic acid demethylase. Science，2007，318（5855）：1469 – 1472.

［37］ Jia G，Fu Y，Zhao X，et al. N6-methyladenosine in nuclear RNA is a major substrate of the obesity-associated FTO. Nature Chemical Biology，2011，7（12）：885 – 887.

［38］ Peters T，Ausmeier K，R Dildrop，et al. The mouse Fused toes（Ft）mutation is the result of a 1. 6-Mb deletion including the entire Iroquois B gene cluster. Mammalian Genome，2002，13（4）：186 – 188.

［39］ Stratigopoulos G，Padilla S L，Leduc C A，et al. Regulation of Fto/Ftm geneexpression in mice and humans. American Journal of Physiology，2008. 294（4）：R1185.

［40］ Gerken T，Girard C A，Tung Y C，et al. The obesity-associated FTO geneencodes a 2-oxoglutarate-dependent nucleic acid demethylase. Science，2007，318（5855）：1469 – 1472.

[41] Church C, Lee S, Bagg E A, et al. A mouse model for the metabolic effects of the human fat mass and obesity associated FTO gene. PLoS Genet, 2009, 5 (8): e1000599.

[42] Fischer J, Koch L, Emmerling C, et al. Inactivation of the Fto gene protects from obesity. Nature, 2009, 458 (7240): 894 – 898.

[43] Gotoh C, Hong Y H, Iga T, et al. The regulation of adipogenesis throughGPR120. Biochem Biophys Res Commun, 2007, 354 (2): 591 – 597.

[44] Oh D Y, Talukdar S, Bae E J, et al. GPR120 is an omega-3 fatty acid receptor mediating potent anti-inflammatory and insulin-sensitizing effects. Cell, 2010, 142 (5): 687 – 698.

[45] Alston T A, Abeles R H. Substrate specificity of nicotinamide methyltransferase isolated from porcine liver. Arch Biochem Biophys, 1998, 260 (2): 601 – 608.

[46] Hendrix M, Seftor R, Seftor E, et al. Transendothelial function of human metastatic melanoma cells: role of the microenvironment in cell-fate determination. Cancer Research, 2002, 62 (3): 665 – 668.

[47] Barbara B Kahn, Daniel Kraus, Qin Yang, et al. Nicotinamide *N*-methyltransferase knockdown protects against diet-induced obesity. Nature, 2014, 508 (7495): 258 – 262.

[48] Bi H C, Pan Y Z, Qiu J X, et al. *N*-methylnicotinamide and nicotinamide *N*-methyltransferase are associated with microRNA-1291-altered pancreatic carcinoma cell metabolome and suppressed tumorigenesis. Carcinogenesis, 2014, 35 (10): 2264 – 2272.

[49] 牟波, 杨志红, 赵家伟, 等. 尼克酰胺-*N*-甲基转移酶在链脲佐菌素致糖尿病猴胰岛中的高表达及意义. 中国病理生理杂志, 2007, 23 (5): 888 – 892.

[50] 常新荣, 陈玉英, 常平安. 小鼠烟酰胺 *N*-甲基转移酶基因的克隆及其表达. 中南医学科学杂志, 2012, 5 (40): 457 – 464.

[51] Samuel A J Trammel, Charles Brenner. NNMT: a bad actor in fat makes good in liver. Cell Metabolism, 2015, 22 (2): 200 – 201.

[52] Lu J, Getz G, Miska E A, et al. MicroRNA expression profiles classify human cancers. Nature, 2005, 435 (7043): 834 – 838.

[53] Volinia S, Calin G A, Liu C G, et al. A microRNA expression signature of human solid tumors defines cancer gene targets. Proc Natl Acad Sci USA, 2006, 103 (7): 2257 – 2261.

[54] Williams A C, Ramsden D B. Nicotinamide homeostasis: a xenobiotic pathway that is key to development and degenerative diseases. Med Hypotheses, 2005, 65 (2): 353 – 362.

[55] Donmez G, Wang D, Cohen D E, et al. SIRT1 suppresses beta-amyloid production by activating the alpha-secretase gene ADAM10. Cell, 2010, 142 (2): 320 – 332.

[56] Jackson-Lewis V, Blesa J, Przedborski S. Animal models of Parkinson's disease. Parkinsonism Relat Disord, 2012, 18 (Suppl. 1): S183 – S185.

第6章 不同运动模式对大鼠快肌、慢肌中 NNMT 表达的影响

NNMT 的生理作用是以 S-腺苷-L-蛋氨酸（SAM）为供体，催化烟酰胺（Nam）甲基化[1-2]。在这个反应中涉及 Nam 和 SAM 两种关键的反应底物，其中，Nam 作为辅酶 I（NAD^+，Nam adenine dinucleotide）的前体物质，与机体的能量供应状况，尤其是糖代谢供能能力密切相关。同时，Nam 还具有明显的抗氧化应激能力，在 DNA 修复及神经、心血管系统保护中扮演重要的角色，影响着细胞节律、DNA 修复、氧化应激反应、衰老、癌变和死亡等重大生命过程[3]。

Nam 甲基化的过程中，SAM 作为甲基供体生成 S-腺苷-L-同型半胱氨酸（SAH）的同时进一步生成 Hcy（homocysteine），成为各种心脑血管病的重要诱因[1-2]，因此，NNMT 的表达与各种非传染性疾病（Noninfectious chronic diseases，NCD）密切相关。然而，NNMT 在不同的 NCD 中所扮演的角色可能是完全不同的，或者是完全相反的。例如，Kraus 等[4] 声称，NNMT 是一个危险因子，可能会限制体内能源物质的氧化，促进脂肪堆积进而诱发肥胖，而许多其他的报告认为 NNMT 在一些疾病中作为细胞保护、消除炎症时起到了积极的作用[1-2]。此外，Williams[5] 2005 年报道人体内 NNMT 的低表达可能是阿尔茨海默病（Alzheimer's disease，AD）的诱因，而 Parsons 等[6] 证明 NNMT 具有神经保护作用，并认为改变 NNMT 表达水平可能是一个治疗癌症和帕金森病（Pakinson's disease，PD）的有效方法。

在治疗 NCD 时，通常倡导患者进行适当的体育锻炼，但目前尚不清楚何种运动模式对于 NCD 的治疗效果更好。考虑到 NNMT 在 NCD 方面扮演着重要却又不尽相同的角色，我们认为在选择运动模式时，应考虑该运动模式对 NNMT 表达的影响。因此，找出 NNMT 在不同运动模式下的表达差异，对于发展 NCD 的运动疗法将大有帮助。

在前期的工作中发现，在短距离男子游泳项目水平较高的运动员尿液

中，烟酰胺的代谢产物 *N*-甲基烟酰胺（MNA）的相对含量明显高于一般的运动员（$P < 0.05$），可见，烟酰胺甲基化提高了运动员的能量代谢效率，与运动员的运动能力密切相关[7]，同时在我们的另一项工作中也发现 MNA 的甲基化效率与人的体成分（body mass index，BMI）密切相关[8]。这些发现最近得到了 Kraus 等[4]的支持，他们报道，当 NNMT 的表达被抑制时，肥胖和糖尿病小鼠白色脂肪细胞中的耗氧量会出现非常显著性的增加。此外，也有很多报道显示，在能量代谢率比正常细胞高非常多的癌症细胞中，出现了 NNMT 高表达的情况[9-15]。这就意味着 NNMT 在能量代谢的调节方面具有重要的作用，同时也说明不同的能量代谢方式对于 NNMT 表达可能具有不同的刺激效果。

Warburg[16]发现癌细胞中出现 NNMT 的高表达及较高的能量代谢率，其主要原因在于癌细胞可以在氧气供应充足的情况下进行糖酵解作用，生成三磷腺苷（ATP）的速率比有氧氧化作用还快。短距离游泳运动正是典型的糖酵解供能运动，这与我们前面报道的观点"高水平短距离男子游泳运动员具有较高的烟酰胺代谢率"不谋而合。

因此，我们假设糖酵解方式可以作为 NNMT 高表达的有效刺激，即无氧运动在糖酵解的能量代谢方式下可以促进 NNMT 的表达。为了验证这个假设，我们进行了两组大鼠跑台实验，分别为有氧组和无氧组。有氧组是在有氧供能的情况下进行跑台训练，控制血乳酸在较低的水平；无氧组则在糖酵解供能且产生大量乳酸的模式下进行跑台训练。训练结束后，分别取出两组大鼠的趾长伸肌和比目鱼肌进行 Western-Blot 检测。大鼠的趾长伸肌主要利用糖酵解的方式供能，属于典型的快肌；比目鱼肌主要利用有氧氧化的方式进行能量代谢，属于典型的慢肌。

6.1 实验对象与方法

6.1.1 实验对象

6 周龄 SD 大鼠 35 只（购自南昌大学医学院动物研究室），体重为（186.5 ± 17.5）g。根据科技部 2006 年颁布的《关于善待实验动物的指导性意见》规定，以正确的态度对待实验动物，按照国家标准啮齿类动物饲养流程进行实验，动物在实验期间分笼饲养于饲养室内，每笼 5 只，以大鼠生长维持颗粒饲料喂养，自由饮食饮水，自然光照，饲养室内空气流通，温度保持在 24～27 ℃，相对湿度为 40%～60%，坚持 1～2 天换 1 次垫料，训练期间饲养条件均严格控制。

6.1.2　实验分组

30 只 SD 大鼠随机分成 3 组：静息组（C 组）、有氧组（B 组）和无氧组（S 组），每组 10 只。静息组不运动，有氧组进行持续性有氧运动，无氧组进行间歇性无氧运动。训练共进行 6 周，每周 5 天，1 天 1 次，每次 40 min。

6.1.2.1　适应性训练

适应性喂养 3 天后，所有大鼠在室温条件下进行 1 周 5 天的水平跑台适应性训练；每日更换垫料，保证饮水及食物充足，由于大鼠是昼伏夜出，所以训练时间定为 19：00—21：00。训练安排如表 6-1 所示。

表 6-1　1 周适应性训练安排

运动天	第一天	第二天	第三天	第四天	第五天
时间 t（min）	15	20	25	25	25
速度 v（m/min）	10	15	20	5（4）5（4）5	5（4）5（4）5

注：第四天和第五天采取间歇运动训练方法，以 25 m/min 速度跑 5 min 休息 4 min，重复 3 次。

6.1.2.2　实验条件

实验中使用的动物室面积为 30 m^2，通风及采光性良好，温度为 24～26 ℃，相对湿度为 40%～60%。使用跑台为中国杭州段氏制作 DSPT-208。

6.1.2.3　训练安排

正式实验安排如表 6-2 所示，训练时间为 19：00—21：00，每次训练开始前，以 10 m/min 的速度做适应性运动 2 min。两个同型号的跑台同时进行训练。

表 6-2　本研究大鼠不同运动模式训练实验安排

		N/只	训练方式	生活方式
静息组	跑台一	5	无训练	自由饮食
	跑台二	5		安静生活

		N/只	训练方式	生活方式
有氧组	跑台一	5	频度：40 m/d，5 d/周，6 周	
	跑台二	5	强度：15 m/min，40 min	自由饮食
无氧组	跑台一	5	频度：40 m/d，5 d/周，6 周	参加训练
	跑台二	5	强度：25 m/min，5 min，休息 4 min，重复 5 次	

6.1.2.4 大鼠骨骼肌取样

大鼠处死前将禁食 10 h，禁水 4 h。按照分组编号顺序抓取，将大鼠置于装有乙醚棉球的封口玻璃瓶中，观察 1~2 min，朝一方倾斜玻璃瓶，如大鼠顺着倾斜方向倒伏，则大鼠已经被麻痹，将其取出，沿髋关节取下肢置于冰上并进一步解取骨骼肌。

将比目鱼肌和趾长伸肌依次取出，挑出筋膜、鼠毛等杂质，用提前预冷好的 PBS 溶液洗 3 遍，再用消毒滤纸吸干，用锡箔纸包好标记编号，迅速置于液氮中急冻；转移至 -80 ℃冰箱中保存。

6.1.2.5 骨骼肌组织样品预处理

取 RIPA 裂解液 100 mL，分别加入蛋白磷酸酶抑制剂和蛋白酶抑制剂，在临用前再加入 1 mL 100 mmol/L 的 PMSF，置于冰上并保持低温操作。称取 0.1 g 剪碎的组织样本置于匀浆器并加入 1000 μL RIPA 裂解液及 2 μL PMSF 溶液，迅速放入装有适量裂解液的匀浆器中，反复研磨至无可见颗粒后，转移至预冷的离心管中，摇匀后放入 4 ℃冰箱静置 20 min，之后进行低温高速离心，4 ℃，10000 rpm，10 min，最后将上清液转移至新的预冷离心管，-80 ℃保存。

6.1.3 实验器材

6.1.3.1 主要仪器

本实验所使用的主要仪器设备如表 6-3 所示。

表6-3 主要仪器设备

仪器	生产厂家
大鼠跑台（DSPT-208）	段氏
电子天平	上海浦春计量仪器有限公司（0.01 g）

仪器	生产厂家
电子天平	浙江绍兴精源仪器（0.001 g）
冰箱（4 ℃、-20 ℃）	美的
低温冰箱（-80 ℃）	海尔
电热双蒸水机	上海三申医疗器械有限公司
葡萄糖/乳酸分析仪	BIOSEN C-line GP$^+$——EKF
高压蒸汽消毒锅（DSX-280A 型）	上海申安医疗器械厂
解剖台	上海申安医疗器械厂
乙醚	江苏强盛功能化学试剂有限公司
液氮生物罐	江西省华盛特种气体有限公司
锡箔纸	上海三爱思试剂有限公司
滤纸	上海三爱思试剂有限公司
pH 试纸	上海三爱思试剂有限公司
调速多用振荡器（HY-2）	常州国华电器有限公司
10 μL、20 μL、200 μL、1000 μL 移液器	BIOHIT，Finnpipettte
6 孔板、12 孔板、24 孔板、96 孔板	COSTAR，USA
数显恒温水浴锅（HH-8）	常州国华电器有限公司
台式恒温隔水培养箱	上海跃进医疗器械有限公司
800 型离心沉淀器	上海手术器械厂
4 ℃低温离心机（TGL-16G）	上海安亭科学仪器厂
722 光栅分栏紫外线分光光度器	上海分析仪器总厂
Model E4860 Refrigerated Recirculator	BIO RAD，USA
电泳槽	BIO-RAD，USA
SDS-PAGE 凝胶垂直电泳系统	BIO-RAD，USA
Model 3000XI Computer Controlled Electrophoresis Power Supply	BIO RAD，USA
Trans-Blot SD Semi-Dry Transfer Cell（S-20）	BIO RAD，USA
BIO-PRO Gel Image Sistem 凝胶成像分析仪	SIM

仪器	生产厂家
凝胶扫描仪	SIM
微量进样器（25 μL）	宁波市镇海三爱仪器厂
沸水浴锅	美的

6.1.3.2　主要试剂

本实验所使用的主要试剂如表6-4所示。

表6-4　主要试剂

试剂	生产厂家
RIPA 裂解液	Novoprotein
PMSF	Solarbio
BCA 蛋白浓度测定试剂盒	康为世纪
Tris	Solarbio
SDS	Solarbio
过硫酸铵	Solarbio
TEMED	Solarbio
甘氨酸	Solarbio
1.5 mol/L Tris	Solarbio
1.0 mol/L Tris	Solarbio
正丁醇	西陇化工有限公司
无水甲醇	天津市福成化学试剂有限公司
6×上样缓冲液	Solarbio
考马斯亮蓝 R-250、G-250	Solarbio
冰乙酸	西陇化工有限公司
盐酸	西陇化工有限公司
无水乙醇	西陇化工有限公司
30% Acr-Bis（29∶1）	Solarbio
Protein Marker	北京全式金生生物技术有限公司

续表

试剂	生产厂家
PVDF 膜	Millipore，USA
吐温 20	Solarbio
脱脂奶粉	Solarbio
标准蛋白	康为世纪
NNMT 一抗（兔抗人）	Affinity
NNMT 二抗（羊抗兔）	北京全式金生生物技术有限公司
GADPH 一抗（兔抗人）	Affinity
GADPH 二抗（羊抗鼠）	北京全式金生生物技术有限公司
e-ECL Western Blot Kit	康为世纪

6.1.3.3 缓冲液的制备

本实验所使用的缓冲液配方如表 6–5 至表 6–11 所示。

表6–5 十二烷基硫酸钠缓冲液

6×十二烷基硫酸钠缓冲液	制 10 mL
4×氨丁三醇 – 盐酸（Tris – HCL）缓冲液（pH 6.8）	7 mL
甘油	3 mL
十二烷基硫酸钠	1 g
溴酚蓝	1.2 mg
DTT	0.93 g
双蒸水	加至 10 mL，分装，– 20 ℃保存

表6–6 洗脱液

1×洗脱液	制 1000 mL
20 mmol/L 氨丁三醇	2.42 g
150 mmol/L 氯化钠	8.76 g
50 mmol/L 氯化钾	3.73 g
0.5% 吐温 20	2 mL
双蒸水	加至 1000 mL，滴定 pH 至 7.6

表 6-7　半干转移缓冲液

半干转移缓冲液	制 1000 mL
48 mmol/L 氨丁三醇	5.81 g
39 mmol/L 甘氨酸	2.93 g
0.0375% 十二烷基硫酸钠	0.375 g
20% 甲醇	200 mL
双蒸水	加至 1000 mL

表 6-8　电泳缓冲液

1×电泳缓冲液	制 1000 mL
25 mmol/L 氨丁三醇	3.03 g
192 mmol/L 甘氨酸	14.4 g
0.1% 十二烷基硫酸钠	1.0 g
双蒸水	加至 1000 mL

表 6-9　分离胶缓冲液

4×分离胶缓冲液	制 250 mL
1.5 mol/L 氨基丁三醇 – 盐酸	46.75 g
溶解于双蒸水	100 mL
盐酸	滴定 pH 至 8.8
0.4% 十二烷基硫酸钠	1 g
双蒸水	加至 250 mL

表 6-10　浓缩胶缓冲液

4×浓缩胶缓冲液	制 250 mL
1.0 mol/L 氨丁三醇 – 盐酸	15.13 g
溶解于双蒸水	100 mL
盐酸	滴定 pH 至 6.8
0.4% 十二烷基硫酸钠	0.25 g
双蒸水	加至 250 mL

表 6-11　浓缩胶缓冲液

十二烷基磺酸钠 - 聚丙烯酰胺凝胶电泳配方	分离胶/mL	浓缩胶/mL
胶的百分比	10%	4%
双蒸水	10	6.45
30% 丙烯酰胺	8.25	1.2
4×分离/浓缩胶缓冲液	6.25	1.2
10% 过硫酸铵	0.25	0.09
四甲基二乙胺	0.025	0.01

6.1.4　大鼠血乳酸浓度测量

测试仪器：大鼠跑台（DSPT-208）、血乳酸分析仪（BIOSEN C-line GP$^+$）、取血毛细管、溶血素管、剪刀等。

测试方法：为了考察设定的运动强度是否满足实验所需要的有氧运动及无氧运动强度。所以在第三周测试大鼠训练后测试即刻的血乳酸值，以此来判断运动强度对大鼠能量代谢的影响及运动模式的可行性。测试前，先将血乳酸测试仪开机预热 1 h，定标质控，准备好实验材料。训练时采用错开时间训练方式，以此来保证测量的大鼠是刚刚经过训练未经过休息恢复的。运动结束后，将大鼠取出取血，先用酒精擦拭大鼠尾部根部，消毒剪刀剪开大鼠尾部末端，第一滴血用消毒棉球擦去，从第二滴开始用毛细管吸取血液，采集完用酒精棉球按压止血。迅速将毛细管丢入溶血素管中，晃匀，放置血乳酸测试仪上自动读取数字，记录结果。

6.1.5　WB 法测定骨骼肌中 NNMT 表达

6.1.5.1　组织总蛋白质的提取

称取 0.1 g 剪碎的组织样本置于匀浆器并加入 1000 μL RIPA 裂解液及 2 μL PMSF，冰上研磨至无肉眼可见的固体，转入预冷离心管，4 ℃，10000 rpm，10 min，再将上清转移至新的预冷离心管，−80 ℃保存。

6.1.5.2　考马斯亮蓝 G-250 法测定肌肉蛋白质含量

（1）考马斯亮蓝 G-250 试剂

考马斯亮蓝 G-250（0.01%）染液：称取 0.1 g 考马斯亮蓝 G-250，溶于 50 mL 90% 乙醇中，加入 100 mL 85%（W/V）的磷酸，最后用蒸馏水定容至 1000 mL，搅拌，过滤，避光，4 ℃保存。

（2）标准曲线的绘制

取 6 支具塞试管，按表格加入试剂。混合均匀后，向各管中分别加入 5 mL 考马斯亮蓝 G-250 溶液，摇匀，并放置 5 min 左右。分光光度计调零后，在 595nm 波长下进行比色测定吸光度。以蛋白质的浓度为纵坐标，以吸光度为横坐标，绘制标准曲线（表 6-12、图 6-1）。

表 6-12　标准曲线加样表

管号	1	2	3	4	5	6
标准蛋白质/mL	0	0.2	0.4	0.6	0.8	1.0
蒸馏水量/mL	1.0	0.8	0.6	0.4	0.2	0
蛋白质含量/g	0	20	40	60	80	100

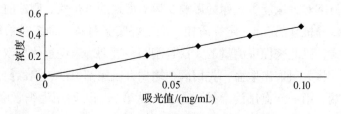

图 6-1　牛血清蛋白标准浓度曲线

（3）样品测定

吸取样品提取液 0.1 mL，放入具塞试管中（每个样品重复 2 次），加入 5 mL 考马斯亮蓝 G-250 溶液，充分混合，放置 2 min。在 595 nm 波长下进行比色，测定吸光度，并通过标准曲线查得蛋白质含量。

6.1.5.3　聚丙烯酰胺凝胶的配制

清洗 1.0 mm 磨砂玻璃板：玻璃板放入洗涤液冲洗干净，用甲醇 1 mL 擦拭接触胶面的玻璃面板，再用大量蒸馏水冲净，待晾干后装上制胶架，分别制备配制 10% 分离胶（表 6-13）和浓缩胶（表 6-14）。

表 6–13　10% 分离胶 25 mL 配方

名称	H_2O	30% Acr-Bis（29∶1）	1.5 mol/L Tris	10% SDS	TEMED	10% AP
体积/mL	9.5	8.5	6.5	0.25	0.02	0.25

表 6–14　浓缩胶 9 mL 配方

名称	H_2O	30% Acr-Bis（29∶1）	1.0 mol/L Tris	10% SDS	TEMED	10% AP
体积	6.3 mL	1.50 mL	1.14 mL	90 μL	9 μL	90 μL

混匀后，马上灌胶，并用 1 mL 饱和正丁醇封胶。静置，等待分离胶凝固，倒掉正丁醇，并用蒸馏水洗胶 3 次。

灌完浓缩胶后，缓慢地将 1.0 mm 进样梳子擦入玻璃板之间，避免气泡产生，常温静置过夜。

6.1.5.4　电泳

取组织样本蛋白 40 μg，加入 6 × SDS 蛋白质上样缓冲液，混匀后，煮沸 8 min，离心 1 s，自然冷却。拔下进样梳子，保证进样孔整齐，然后用微量进液器加样于电流负极。连接循环水冷机器，35 mA 电流跑完浓缩胶，再恒流 45 mA 跑分离胶，直至电泳指示剂跑出胶后，关闭电源停止电泳。

6.1.5.5　转膜

电泳结束后，小心剥下胶块，切下目的胶块，放入转膜缓冲液中浸泡平衡 30 min。同时截取与目的胶块等大的 PVDF 膜一张及 3M 滤纸两张。将 PVDF 膜放在 100% 甲醇里短暂浸润（不超过 15 s），然后用去离子水浸润 5 min，再用转移缓冲液平衡 10 min，而滤纸直接放入转膜缓冲液中浸泡 15 min 即可。按照"滤纸—胶—膜—滤纸"的顺序从下往上平整铺好，制成凝胶单元，将预冷的半干转转膜仪的正电极轻轻盖好，恒流 35 mA，恒温 4 ℃，转膜 1 h 即可取出。

6.1.5.6　封闭

取出膜后，小心放入已制备好的 5% 脱脂牛奶溶液（5 g 奶粉 + 100 mL PBST），恒温 4 ℃静置过夜。

6.1.5.7　杂交

用 15 cm × 15 cm 的自封口塑料袋装入一抗，用镊子夹住膜的无蛋白端，轻轻推入装有一抗塑料袋，封口。一抗浓度不宜过高，200 μg/mL 的抗体溶液用 1∶1000 的稀释度作用。室温、摇床孵育 1 h。把膜取出，用 TBST 溶液摇床洗涤，每次 10 min，共洗 3 次。

自封口塑料袋装入二抗，二抗浓度不宜过高，二抗用 1：6000 的稀释度作用。室温、摇床孵育 1 h。把膜取出用 TBST 溶液摇床洗涤，每次 10 min，共洗 3 次。

6.1.5.8 压片曝光

将杂交膜贴在保鲜膜上，去除薄膜的气泡和褶皱，用胶带固定在暗盒内，蛋白面朝上，剪去边缘部分多余的保鲜膜。加入 1～2 mL 发光液，孵育 50 s，沥干洗液但勿使膜完全干燥。盖好保鲜膜，铺上底片，迅速转移至暗房显影。底片放入显影液中显影 10 min，蒸馏水稍微冲洗，再放入定影液中 10 min；选择效果最好的底片。

由于组织总蛋白浓度定量受到多种因素干扰，所以需要重复上述步骤，调整蛋白上样量，使内参照 GAPDH 的含量接近一致，分析 NNMT 蛋白含量。

6.1.6 数理统计方法

实验前后的各项指标的数据均采用统计分析软件包 SPSS 21.0 进行统计学处理，测试结果均以平均数 ± 标准差（Mean ± SD）表示，数据进行比较时，进行差异显著性检验，显著性水平为 $P \leqslant 0.05$，非常显著性水平为 $P \leqslant 0.01$。实验数据的图表生成采用的是 Excel 2003 软件。

6.2 结果与讨论

6.2.1 结果

6.2.1.1 各组 SD 大鼠在跑台训练后的血乳酸浓度

不同运动组测试后的血乳酸水平如图 6-2 和表 6-15 所示。通过单因素方差分析，结果表明 3 个运动组之间差异显著（$P < 0.05$），之后进行组间比较显示有氧组的血乳酸水平比安静组略高，但是没有显著性差异（$P > 0.05$），无氧组的血乳酸水平则要明显高于安静组（$P < 0.01$）和有氧组（$P < 0.01$）。这些结果表明，在不同运动模式下，有氧组大鼠主要通过有氧氧化系统获得能量供应，而无氧组大鼠主要从糖酵解系统获得能量供应。

表 6-15　血乳酸浓度一览表

	安静组	有氧组	无氧组
样品数/只	$N = 10$	$N = 10$	$N = 8$
血乳酸浓度/mmol/L	1.71 ± 0.91	1.98 ± 0.83	4.12 ± 1.93**##

注：**表示与安静组比较，$P < 0.01$；##表示与有氧组比较，$P < 0.01$。

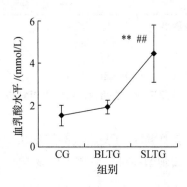

注：CG 组 = 静息组（$n = 10$）；BLTG = 有氧运动组（$n = 10$），SLTG = 无氧运动组（$n = 10$）；**表示与 C 组比较，$P < 0.01$；##表示与 B 组比较，$P < 0.01$；误差线表示标准差。

图 6-2　不同组的血乳酸水平

6.2.1.2　各组 SD 大鼠在训练后的 NNMT 表达量

从图 6-3、图 6-4 及表 6-16 中可以看出，各组大鼠趾长伸肌中的 NNMT 表达量明显高于比目鱼肌 NNMT 的表达量，其中，有氧组的 NNMT 表达量相差 4 倍，差异最为明显；在趾长伸肌中，有氧和无氧运动后 NNMT 表达量分别增加了 1.61 倍和 1.65 倍，与安静组相比，都呈现出了非常显著性的差异（$P < 0.01$），但两种运动方式间并未出现显著的差异性；在比目鱼肌中，有氧运动后 NNMT 表达量与安静组相比增加了 0.05，无显著性差异，但却在无氧运动组中增加了 0.47，差异非常显著；在有氧和无氧运动刺激

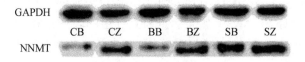

注：CB 为安静组比目鱼肌；CZ 为安静组趾长伸肌；BB 为有氧组比目鱼肌；BZ 为有氧组趾长伸肌；SB 为无氧组比目鱼肌；SZ 为无氧组趾长伸肌。

图 6-3　NNMT 表达 Western-Blot 效果图

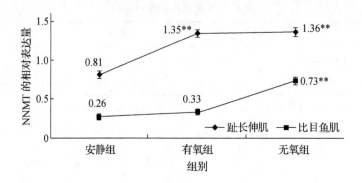

注：** 表示与安静组相比，差异非常显著，$P < 0.01$。

图6-4　不同运动方式后快、慢肌中 NNMT 的表达

趾长伸肌和比目鱼肌后，NNMT 的表达量都呈现出安静组＜有氧组＜无氧组，无氧刺激相较于有氧刺激而言，效果更加显著。

表6-16　快、慢肌中 NNMT 的表达量一览表

	安静组	有氧组	无氧组
趾长伸肌（快肌）	0.83 ± 0.08	1.34 ± 0.18 **	1.37 ± 0.17 **
比目鱼肌（慢肌）	0.26 ± 0.05	0.33 ± 0.05	0.73 ± 0.11 **

注：** 表示与安静组相比，差异非常显著，$P < 0.01$。

不同运动组快、慢肌中 NNMT 表达的比较如图6-5所示。无论是安静组、有氧组，还是无氧组，趾长伸肌 NNMT 的表达量均远远高于比目鱼肌。在安静组和有氧组中，趾长伸肌和比目鱼肌的 NNMT 表达量出现了非常显著性的差异（$P < 0.01$）；在无氧组中趾长伸肌和比目鱼肌的 NNMT 表达量也有显著的差异（$P < 0.05$）。

不同运动方式下 NNMT 在趾长伸肌和比目鱼肌的平均表达量如图6-6所示，有氧组肌肉中 NNMT 的表达量和安静组的表达量相比，有氧组显著地高于安静组（$P < 0.05$）。无氧组肌肉中 NNMT 的表达量与安静组相比，无氧组的表达量非常显著地高于安静组（$P < 0.01$），同时，无氧组与有氧组相比也出现了高表达，差异显著（$P < 0.05$）。总体来说，NNMT 在骨骼肌中的表达呈现出了无氧组＞有氧组＞安静组的规律。

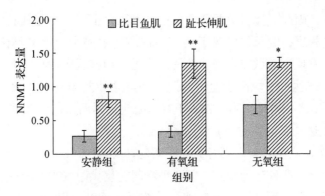

注：＊表示与比目鱼肌中的 NNMT 表达量相比，差异显著，$P < 0.05$；＊＊表示与比目鱼肌中的 NNMT 表达量相比，差异非常显著，$P < 0.01$。

图 6–5　快、慢肌中 NNMT 表达量的对比

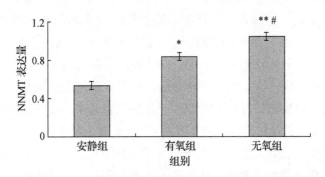

注：＊表示与安静组中肌肉的 NNMT 平均表达量相比，差异显著，$P < 0.05$；#表示与有氧组中肌肉的 NNMT 平均表达量相比，差异显著，$P < 0.05$；＊＊表示与安静组中肌肉的 NNMT 平均表达量相比，差异非常显著，$P < 0.01$。

图 6–6　不同运动方式下 NNMT 的平均表达量

6.2.2　讨论

6.2.2.1　快、慢肌中 NNMT 表达量的差异

骨骼肌通常可以分为快肌（Ⅱ型肌纤维）和慢肌（Ⅰ型肌纤维）。Ⅰ型肌纤维主要利用有氧能量代谢系统供能，具有收缩速度慢、收缩力量小、耐疲劳的特征；Ⅱ型肌纤维主要利用无氧氧化能量系统供能，具有收缩速度快、收缩力量大、易疲劳的特点。根据 Mutungi（2008）[17] 的报道，趾长伸肌 90% 以上的肌纤维属于Ⅱ型肌纤维，而比目鱼肌 90% 以上的肌纤维属于

I 型肌纤维。因此，比目鱼肌属于典型的慢肌，主要利用有氧能量代谢系统供能；与之相反，趾长伸肌属于典型的快肌，主要利用无氧糖酵解代谢供能。本研究发现，大鼠在安静状态及无氧运动和有氧运动状态下，趾长伸肌中的 NNMT 表达水平均高于比目鱼肌，而且这种差异具有非常显著性意义（$P < 0.01$）。这一结果表明，相对于有氧能量代谢而言，无氧糖酵解代谢对于 NNMT 表达具有更强的刺激作用。

6.2.2.2 不同能量代谢方式对 NNMT 表达的影响

本章设计了两种运动模式，即两种不同能量代谢方式下的运动来进行大鼠跑台训练，两种运动模式有着相同的练习时间和运动量（跑动总距离相等），两组运动模式唯一的区别是运动强度，即跑动的速度不同。如图 6-2 所示，有氧组的血乳酸水平只是略高于静息组（$P > 0.05$），但无氧组的血乳酸水平明显高于静息组和有氧组（$P < 0.01$），这说明在跑动过程中，跑动速度差异导致了能量供应系统的不同。从图 6-5 和图 6-6 可以看出，无氧运动能更有效地刺激 NNMT 的表达，趾长伸肌对于运动刺激的敏感性高于比目鱼肌。无氧运动组和趾长伸肌的共同点是能量代谢方式，二者都是以糖酵解的方式生成 ATP。值得注意的是，不管是有氧组还是无氧组，都能引起趾长伸肌中 NNMT 表达量的增高，但在比目鱼肌中，却只有无氧组的 NNMT 表达量有显著性增加（$P < 0.05$）。导致这个结果的原因可能在于趾长伸肌不管在有氧和无氧的情况下，合成 ATP 的主要方式都是糖酵解，而比目鱼肌在有氧运动时主要以有氧氧化供能方式为主，比目鱼肌只有在无氧运动中才会使用糖酵解系统供能，从而进一步证明了只有糖酵解供能方式才能显著增加 NNMT 的表达量。

6.3 小结

糖酵解供能方式对于 NNMT 表达量的刺激效果大于有氧氧化供能方式；依赖糖酵解供能方式的无氧运动用来提高肌肉中 NNMT 表达量的效果优于有氧运动。

6.4　文献综述

6.4.1　NNMT 和烟酰胺及辅酶 I 的关系

6.4.1.1　关于 NNMT 和烟酰胺及辅酶 I

在 1994 年从肝脏组织细胞中克隆出人类的 NNMT cDNA，同时发现 NNMT 基因是位于 11 号染色体的短臂（11q23），由 3 个外显子和 2 个内含子组成，由该基因编码的 mRNA 分子长度为 952 个核苷酸，通过其编码的蛋白质总长度为 264 个氨基酸，其分子量大小为 29.6 KD[18]。NNMT 不仅是催化烟酰胺甲基化的关键酶，还参与了糖、脂肪、蛋白质这三大能量物质的代谢调控，而且其活性与运动具有明显的互动关系。

烟酰胺（Niacinamide，NCA）又名维生素 B_3、维生素 PP、烟酰胺、烟碱酰胺，可以直接从食物中获取，也可以在机体内由色氨酸、烟酸等合成。NCA 不仅是构成辅酶 I 和辅酶 II 的重要组成部分，作用于生物的氧化呼吸链并起着递氢的作用，还可以促进生物体内的氧化过程和组织的新陈代谢，对于维持生物正常的组织（特别是皮肤、神经系统和消化道）完整性及心脏相关疾病（心率缓慢）的治疗具有重要作用。

辅酶 I（NAD+）的化学名称为二磷酸烟苷（常用名）、烟酰胺腺嘌呤二核苷酸，在哺乳动物体内存在氧化型辅酶 I（NAD+）和还原型（NADH）两种状态，作为一种关键酶参与了人体的氧化还原反应的全过程，参与了细胞的多种代谢反应及上千种生理反应，如细胞线粒体中的三羧酸循环（TCA）及脂肪细胞中的 β 氧化等，同时也是 NAD+ 依赖型 ADP 核糖基转移酶的唯一反应底物，这类酶将辅酶 I（NAD+）作为底物分解成 ADP 核糖和烟酰胺（Nam），对于氨基酸、脂肪、糖等营养物质的代谢利用具有十分重要的意义，其分解产物也作用于其他的细胞中，参与到细胞中的 DNA 修复、细胞的氧化压力调节等，具有十分重要的生理功能。

6.4.1.2　烟酰胺—NAD+ 循环

NCA 不但是人体合成 NAD+ 的前体物质，而且是 NAD+ 分解代谢的产物，同时还是几种 NAD+ 的消化酶——ADP - 核糖聚合酶（PARP）、ADP - 核糖基转移酶（ART）、cADP - 核糖基合酶（ARS）及依赖于 NAD+ 的去乙酰化酶（SIRTs）的抑制剂[19]。如图 6-7 所示，烟酰胺磷酸核糖转移酶

（Nampt）催化人体内的烟酰胺（NCA）代谢，生成中间代谢产物烟酰胺腺嘌呤单核苷酸（NMN），然后再被烟酰胺腺嘌呤单核苷酸腺苷酰基转移酶（Nmnats）催化，生成代谢终产物辅酶Ⅰ（NAD$^+$）。

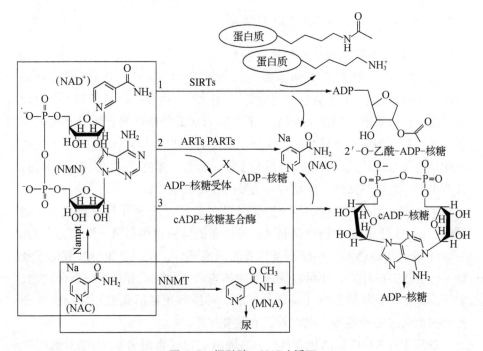

图6-7 烟酰胺—NAD$^+$循环

然而，NCA 合成 NAD$^+$ 并不是烟酰胺代谢的最终途径，NCA 在 NNMT 的催化作用下，烟酰胺通过甲基化生成1-甲基烟酰胺后，可以随人体的尿液排出体外。

NAD$^+$ 在不同酶的催化作用下，有 3 种不同的代谢途径，可以重新进行分解并合成 ADP-核糖基和烟酰胺。

①NAD$^+$ 在去乙酰化酶（Sirtuins）的催化下会水解产生 ADP-核糖，然后结合乙酰化的产物赖氨酸后，再形成脱乙酰基的蛋白。

②PARP 和 ART 把 NAD$^+$ 内的 ADP-核糖基转移给 PARP 并生成烟酰胺。

③NAD$^+$ 中的 ADP-核糖在 ARS 的作用下被转移，同时水解 cADP-核糖。

综上所述，"烟酰胺—NAD$^+$ 体系"虽然说明了 NAD$^+$ 代谢平衡的问题，却并没有解决烟酰胺的代谢出路问题。在许多细菌和真菌中，烟酰胺可以被用来合成烟酸，然后以其他的形式从体外排出，但由于在脊椎类动物染色体中缺失编码烟酰胺酶的基因，人类就不能利用这种途径来进行烟酰胺的代谢。

6.4.2　NNMT 基因的研究现状

鉴于 NNMT 基因 SNPs 位点对 NNMT 活性的影响，其在心脑血管病中所扮演的角色也逐渐受到广大学者的重视。Souto[20] 等首先报道了西班牙人 NNMT 基因有 12 个 SNPs，并且其中 1 个非编码区的 SNPs 位点（dBSNP：rs694539）A/G 多态性与血清同型半胱氨酸（Hcy）水平显著相关。后来，张玲等[21] 在日本的研究显示，NNMT 基因 A/G 多态性可能与叶酸、MTH-FRC677T 多态性存在相互作用而影响血清 Hcy 水平。

最近关于 NNMT 基因与某些心脑血管病关系的直接研究也在渐渐增多：在 2008 年，van Driel 等[22] 报道中指出，NNMT 基因 AG/AA 型携带者在低烟酰胺摄入与药物暴露作用下患先天性心脏病的风险增加了 8 倍；同年，Giusti 等[23] 报道 NNMT 基因的多态性与腹主动脉疾病存在密切的关联；2009 年，de Jonge 等[24] 报道 NNMT 基因多态性与小儿淋巴细胞性白血病的发生高度相关；2012 年，Bubenek 等[25] 报道，外周动脉闭塞性疾病的发生、发展与 NNMT 的基因表达及血清 NNMT 水平的上升密切相关，并且 NNMT 基因表达水平与低密度脂蛋白水平呈显著正相关，与高密度脂蛋白水平则呈显著负相关。

另外，根据 Bromberg 等[26] 报道，HapMap 数据库中，人类 NNMT 基因已经确定的标签 SNPs 就有 14 个之多（$r^2 = 0.8$），其中，以色列人 NNMT 基因的 2 个 SNPs（rs694539 和 rs1941404）及好几个单倍型与精神分裂症明显相关。由此可以看出，人类的 NNMT 基因 SNPs 位点确实与心脑血管病的发生具有显著的相关性，但是这些 SNPs 位点的功能及其在心脑血管病形成中的作用尚未见有相关报道。

虽然 NNMT 基因 SNPs 与 NNMT 的活性有关，但是研究显示，NNMT 基因 SNPs 并没有引起 NNMT 蛋白结构的变化，人类 NNMT 的活性应该由 mRNA 和蛋白表达水平决定[27]。Saito 等[28] 在日本人 NNMT 基因中扫描出了 8 个 SNPs（图6-8），其中 1 个 SNP 就位于 5′侧翼区，他们认为这一 SNP 可能会影响 NNMT 基因的转录效率。另外，HapMap 数据显示，人类 NNMT 基因的 SNPs 及其等位基因频率分布存在明显种族和地域差异。例如，高加索人种 NNMT 基因（dBSNP：rs694539）A 等位基因频率为 16.7%，日本东京人

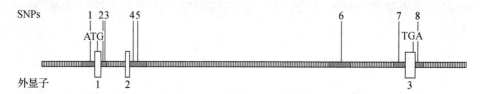

图 6−8　日本人 **NNMT** 基因 **DNA** 序列中的 **8** 个 **SNPs** 位点

A 等位基因频率为 34.3%，北京汉族人 A 等位基因频率为 39.5%。

　　综上所述，NNMT 基因与先天性心脏病、腹主动脉疾病、小儿淋巴细胞性白血病、外周动脉闭塞性疾病、精神分裂症等密切相关，而关于我国涉及上述病症的患者，尤其是以心脑血管病为主的患者，NNMT 基因的 SNPs 及其等位基因频率分布数据目前还是空白，有待于进一步研究。

6.4.3　NNMT 促进烟酰胺甲基化的机制

　　如图 6−9 所示，NNMT 催化人体内烟酰胺和吡啶盐类物质的同时，以 *S*−腺苷−*L*−蛋氨酸（SAM）为甲基供体，生成 1−甲基烟酰胺（MNA）和 *S*−腺苷−*L*−同型半胱氨酸（SAH），在整个反应的过程中，NNMT 始终作为一种关键酶维持着烟酰胺的代谢平衡。烟酰胺及其甲基化产物 1−甲基烟酰胺（MNA）在细胞内的水平可直接影响细胞生物学活性。

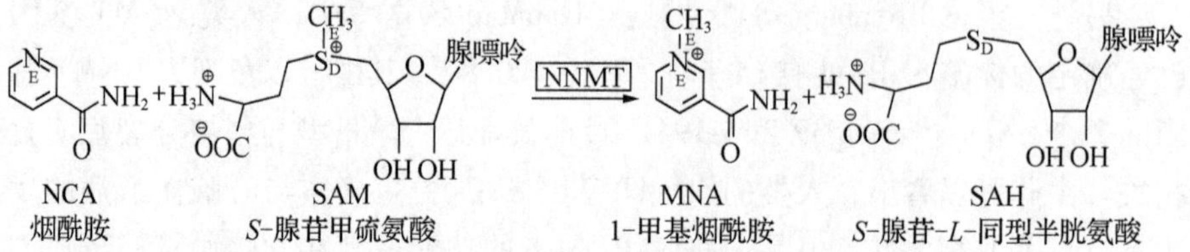

NCA	SAM	MNA	SAH
烟酰胺	*S*−腺苷甲硫氨酸	1−甲基烟酰胺	*S*−腺苷−*L*−同型半胱氨酸

图 6−9　烟酰胺 *N*−甲基转移酶催化烟酰胺甲基化示意图

　　所以人体内 NNMT 的活性直接决定了烟酰胺代谢平衡的问题，即多余烟酰胺的清除速率是由 NNMT 所决定的。

6.4.4　NNMT 与能量代谢

6.4.4.1　MNA 超载促进能量代谢

　　1−甲基烟酰胺（MNA）是葡萄糖耐量因子的重要组成部分。葡萄糖耐量因子是一种增强细胞对胰岛素敏感性的生理效应的因子，并具有调节胰岛素分泌的作用[29]。李达等研究报道，烟酰胺的代谢产物 1-甲基烟酰胺呈剂量依赖性促进大鼠血糖明显增高，胰岛素释放增加。有研究显示，MNA 还具有通过调节胰岛素分泌改变机体利用糖供能的生理效应[30]。适当补充 MNA 能显著提高血糖的利用，防止过度的乳酸产生和改善机体的电生理能力[31]。

体育竞技项目对运动员体内的能量代谢效率具有高度的依赖性，尤其在糖氧化供能的项目中更为显著。糖酵解功能的效率对短距离的竞速类项目的加速和冲刺阶段影响显著，常常作为决定奖牌归属的关键性因素，即使是比赛的中途，糖的有氧氧化供能效率也比脂肪和蛋白质的效率高得多。在李江华等[32]前期的研究中发现，水平较高的游泳运动员晨尿中的 MNA 相对含量明显高于一般水平的运动员（$P < 0.05$），说明较高水平的游泳运动员烟酰胺的基础代谢率更高或者具有更高效的能量产生机制及糖代谢供能的能力，其机制还有待于进一步研究。

研究表明，适量补充烟酰胺可以促进肝细胞的能量代谢效率[33]，并且可以在体外促进红细胞 NADH 的生成增加，使得 NAD^+/NADH 比值降低。NADH 是 NAD^+ 的还原形式，其比值不仅可以表征细胞的氧化还原电位[34]，也决定了 Sirtuins 的水平。同时，NAD^+/NADH 对生物的合成代谢也具有调节作用，它们直接或间接地调节脂肪酸合成、糖原合成及糖异生等生物合成过程。

至于 SIRTs 水平与运动的关系，目前相关的研究文献还比较少，据报道，激活 Sirtuin1 可以显著提高高脂饮食小鼠的有氧能力和对运动疲劳的耐受能力，长期补充白藜芦醇激活 Sirtuin1 会降低遗传性 ob/ob 肥胖小鼠的耐力[35]。

6.4.4.2　SAM 与能量代谢

NNMT 作为 Nam 水平的关键酶，决定了 Nam 转变成 NAD^+ 的水平，可以影响能量代谢的速率。从图 6-10 的另外一条通路中还可以看出，SAM 的水平也与能量代谢关系密切，在 NNMT 的催化下，SAM 作为甲基供体生成 SAH 的同时，也作为反应底物调节着组蛋白的甲基化作用及聚胺化作用，继而影响能量消耗。

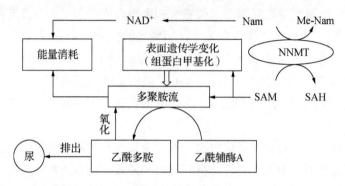

图 6-10　NNMT 控制脂肪细胞能量代谢的通路模型

6.4.5　NNMT 与心脑血管病

　　Nampt 具有降低血糖的作用，可起到类胰岛素或增加胰岛素敏感性的作用。研究表明，Nampt 与 2 型糖尿病及肥胖密切相关。在临床的试验中，发现 2 型糖尿病患者的血清 Nampt 水平显著增加，增加的水平与患者病情的严重程度呈正相关[36]。但是，目前对于 Nampt 与 2 型糖尿病和肥胖之间的关系及调节机制的说法尚不统一，还需要进一步研究。

　　心脑血管病是一种生活方式病，也常常被称为富贵病。虽然目前对于心脑血管的发病原因和机制尚未完全明确，但是流行病学的研究显示该病因可以归结为饮食、运动和遗传因素共同作用的结果，其中，能量代谢失衡、运动不足、食源性肥胖是导致富贵病流行的重要原因。近来，关于心脑血管病基因层次的研究逐渐增多，但却尚未见到综合考虑遗传、饮食和运动等因素的研究。

　　NNMT 催化烟酰胺甲基化参与到糖、脂肪、蛋白质的代谢调控，而且NNMT 的活性与运动具有明显的互动关系[37]。据 Chłopicki 等[38] 报道，NNMT 的活性及血浆 MNA 水平在经过耐力运动后会出现明显提高。另外，Bartuoe 等[39] 的研究指出，血浆中 MNA 的水平升高对血栓的形成、心血管炎症及高血脂高血糖引起的血管内皮功能障碍具有非常明显的抵抗作用，其研究还指出，运动对心脑血管病具有疗效的关键内在机制是 NNMT 活性的变化。

　　与此同时，Nampt 与心脑血管病也密切相关，有研究发现，冠状动脉不稳定斑块和症状性颈动脉病变部位的 Nampt 表达明显增加[40]。动脉粥样硬化、冠心病及急性冠状动脉综合征等心脑血管病患者血清中的 Nampt 水平都高于正常组，而且 Nampt 水平与患者的病情呈正相关[41]。

6.4.6　NNMT 对肥胖的影响

据《Nature》报道，通过基因调节的手段来抑制 NNMT 发挥作用，可以提高小鼠的新陈代谢的效率并改善葡萄糖耐受不良的状况，有希望从根本上解决新陈代谢偏慢、效率偏低等问题，进而攻克食源性肥胖[42]。研究中提到，在患有糖尿病或肥胖的小鼠肝脏和白色脂肪组织中，NNMT 的表达水平显著偏高，并在对照组的比较中出现了非常显著的差异性。在进一步研究中，研究人员通过停止 NNMT 基因编码合成来抑制 NNMT 的表达后发现，实验鼠脂肪组织和肝脏内 NNMT 酶的水平显著性降低，新陈代谢效率明显地提高，并且小鼠对于葡萄糖耐受能力的状况也得到了显著性的改善，肥胖和糖尿病症状开始出现好转。因此，无论从哪个角度来看，在 NNMT 的调控下的烟酰胺代谢与机体能量代谢及运动能力的关系都十分密切。

6.4.7　骨骼肌纤维的结构、类型及特征

6.4.7.1　骨骼肌的结构

骨骼肌纤维的细胞膜内，平行地排列着与肌肉收缩有关的肌原纤维和肌管系统。骨骼肌纤维的直径一般为 10 ~ 100 μm，长度通常在 0.1 ~ 30 cm，少部分肌纤维会超过 30 cm。肌细胞在融合后，形成了膜内的肌管系统，再由肌管发育成由多核细胞组成的肌纤维。肌原纤维中含有肌小节，每个肌小节又由粗肌丝和细肌丝及细胞骨架（作为收缩蛋白附着点，维持粗、细肌丝精确几何位置）构成。骨骼肌肌原纤维横纹的每一个重复周期为 2 ~ 3 mm，每个肌小节中至少包含着 28 种不同的蛋白[43]。

6.4.7.2　骨骼肌的分型

（1）根据颜色分型

动物的骨骼肌纤维存在两种颜色——红色和白色，即红肌和白肌两种类型，不同颜色的肌纤维运动能力不同。根据肌纤维的收缩机能，又可以分为快肌和慢肌，分别与白肌和红肌对应。

（2）根据 ATP 酶活性分型

肌肉在不同 pH 条件下，肌球蛋白 ATP 酶对酸碱的稳定性或者活性不同，用肌球蛋白 ATP 酶组化的分类法，让肌肉在严格规定的不同 pH 下孵

化。根据肌原纤维 ATP 酶（m-ATPase）所呈现出的不同活性，又可以把肌纤维分为：Ⅰ型、ⅡA 型和ⅡB（ⅡC）型。

利用对氧化酶–NADH 四唑还原酶和对 ATP 酶染色的组化方法，根据骨骼肌纤维的收缩速度及代谢特征的差异，又把肌纤维分为 3 种主要类型：慢收缩氧化型（SO）、快收缩氧化糖酵解型（FOG）和快收缩糖酵解型（FG）。这与上一种分型基本对应，却不完全相同。例如，有氧新陈代谢酶和 ATP 酶，通过对它们进行染色，用来区分肌纤维类型的系统结果相互矛盾，虽然 SO 型肌纤维相当于Ⅰ型，但 FG 型和 FOG 型肌纤维与ⅡA 型和ⅡB（ⅡC）型并不完全一致[44]。

（3）根据氧化能力分型

依据骨骼肌对氧气的氧化能力的不同也可以对肌纤维进行类型鉴定。通过使用琥珀酸脱氢酶（SDH）作为指引物，可以区分出 3 种主要的肌纤维类型：红肌纤维、中间型肌纤维和白肌纤维，该方法的特点在于从本质上反映了线粒体含量的差异。

（4）根据免疫组化结果分型

通过免疫组化的方法，如抗肌肉蛋白重链（myosin heavy chain, MHC）单克隆抗体来进行肌纤维的分型，可以区分 3 种快肌纤维亚型：ⅡA、ⅡX 和ⅡB 型。在免疫组化的方法上，越来越多的 MHC 纤维类型被不断发现。ⅡX 纤维的生理特性和肌球蛋白 ATP 酶组化染色反应结果，介于ⅡA 型和ⅡB 型之间，有着中等的收缩速度，是构成大鼠快肌的主要纤维类型，这正好解释了上述两种分类系统之间的矛盾[45]。

（5）SDS-PAGE 电泳法分型

通过聚丙烯酰胺凝胶电泳的技术，分离并区别出不同的重链和轻链肌球蛋白异构体是划分肌纤维类型的可行方法。4 种不同的单个肌球蛋白重链（MHC）异构体和 ATP 酶法确定的肌纤维类型基本一致：MHCⅠ对应于Ⅰ型、MHCⅡa 对应于ⅡA 型、MHCⅡb 对应于ⅡB 型、MHCⅡd（x）对应于ⅡD（X）型。骨骼肌纤维有可能是由一种类型的 MHC 或是多种类型的 MHC 异构体混合构成的[46]。电泳技术可以区分出大量不同类型的肌纤维，与此同时，再用不同的肌球蛋白轻链来区分各种肌纤维类型，这样可以区分出的肌纤维的类型就远超过了用免疫组化方法所区分的肌纤维类型总和。

6.4.7.3　快、慢肌的特性

（1）快、慢肌的组织形态差异

快肌纤维呈多角形，横纹较多，较粗，横断面积比较大；慢肌纤维近似圆形，横纹少，较细，横断面积较小。大运动神经元支配快肌纤维，胞体的大轴突较粗，且多位于脊髓前角的外侧；小运动神经元支配慢肌纤维，胞体的小轴突较细，多位于脊髓前角的内侧。

神经肌肉纤维接头处的快肌纤维的运动终板局限在一个较小的部位，接头处有褶皱，增大了神经与肌肉的接触面，结构相对较复杂；慢肌纤维的神经终末端多呈弥散状，神经与肌肉接触面小，没有接头褶皱。快肌纤维是由时相性运动单位所组成的，其神经支配比值较小（即一个运动神经元所能支配的肌纤维数量称为神经支配比）；慢肌纤维则是由紧张性运动单位所组成的，其神经支配比值相对较大。快肌纤维的肌浆网较慢肌纤维发达；快肌纤维周围的血管网分布少，而慢肌纤维则较为丰富，其比值约为 4/5，因此慢肌的血液供应较快肌为佳。

（2）快、慢肌的生理学差异

快肌纤维主要是通过锥体交叉系统来完成运动反射，慢肌纤维的运动反射途径则主要是通过锥体外系来完成。快肌纤维主要担任人体运动时动位相的调整，在短暂收缩时会产生较大的张力；慢肌纤维担任人体姿势及平衡的调整，在收缩时能产生较持久的张力活动。虽然二者在功能上有所差异，但在不同运动进行的过程中，快肌和慢肌是协调配合，共同完成人体运动及活动的。

支配快肌纤维的大运动神经元兴奋阈值相对较高，较强的刺激才能引起快肌的兴奋，而支配慢肌纤维的小运动神经元的兴奋阈值较低，较小的刺激即可使慢肌兴奋[47]。

支配快肌的神经纤维较粗，传导速度为 8~40 m/s，潜伏期为 2~4 ms，而支配慢肌的神经纤维相对较细，传导速度只有 2~8 m/s，潜伏期为 6~8 ms，故快肌反应快，慢肌的反应速度慢。快肌纤维从肌纤维产生电变化到其张力达到最高值的时间较短，意味着快肌收缩速度快。如动眼肌收缩时常仅为 7.5 ms，但抗疲劳能力较弱，而慢肌纤维收缩时间长。例如，比目鱼肌收缩时为 90 ms，但其抗疲劳能力较快肌强。

快肌纤维的静息电位有 80~90 mV，慢肌纤维的静息电位只有 50~70 mV，但是，快肌的峰电位持续时间较短，而慢肌的峰电位持续时间较长。

（3）快肌和慢肌的组织化学和代谢特点

慢肌纤维中的线粒体体积大、数目多，快肌纤维中的线粒体则体积小、含量少，且慢肌组成线粒体的蛋白质（以氧化酶为主）含量比快肌总量多。慢肌纤维中肌红蛋白和甘油三酯含量都比快肌多（甘油三酯含量约高于快肌 3 倍），但慢肌糖原的含量低于快肌。慢肌纤维中 ATP、CP 等高能磷化物含量比快肌少，但肌酸和肌酸酐的含量却高于快肌。当 pH = 7.4 时，快肌肌原纤维 ATP 酶活性比慢肌要高。慢肌纤维中的氧化酶——SDH（琥珀酸脱氢酶）、MOH（苹果酸脱氢酶）、CYTOX（细胞色素脱氢酶）的活性比快肌纤维高，所以，慢肌的氧化能力比快肌强。在动物实验中已被证实：慢肌氧化脂肪的能力约为快肌的 4 倍[48]。

快肌纤维中的肌缩酶活性比慢肌高，所以其无氧酵解能力比慢肌强。例如，快肌中的镁离子 - 三磷腺苷酶（Mg^{2+}-ATPam）活性是慢肌纤维的 3 倍，LDH（乳酸脱氢酶）的活性比慢肌高 2.5 ~ 3 倍，MK（肌激酶）活性约为慢肌的 1.8 倍，CPK（磷酸肌酸激酶）活性比慢肌高 1.3 倍，同时 α-磷酸甘油脱氢酶活性也比慢肌高。以上各种酶类都可以在缺氧条件下催化相关物质的分解产能并促进 ATP 分解以供应肌肉活动所需要的能量，同时，这些酶都有利于快肌的快速收缩，完成动作技能[49]。

（4）快、慢肌的结构性差异

骨骼肌结构上的差异与肌纤维类型的不同密切相关，并且在骨骼肌不同的肌纤维类型间也存在差异。骨骼肌具有可变性，能构成不同种类的肌纤维，而且肌纤维之间也不尽相同。在物种的品种、身体部位、年龄、体重等诸多因素的影响下，不同骨骼肌纤维类型组成显著不同。据大多数研究证实，肌纤维的直径大小与其氧化能力呈负相关。Ⅰ型肌纤维（慢肌纤维）直径较Ⅱ型肌纤维（快肌纤维）小，其中，ⅡB 型直径最大，ⅡA 型直径居中，Ⅰ型肌纤维最小。但在Ⅰ型和ⅡA 型肌纤维中的脂肪和肌红蛋白的含量及分布在每根肌纤维内的毛细血管数量要比ⅡB 型多。

快肌和慢肌在各自的功能、形态及神经支配上呈现出较为明显的差异。机体绝大多数都是由快肌和慢肌混合组成，只有少数肌肉是由快肌或慢肌单独组成。

快肌纤维相对粗短，肌原排列整齐，明暗带清晰可辨，Z 线是笔直的，微管系统分布较广，故又名相位性纤维。与此同时，快肌纤维中肌红蛋白含量少，颜色浅，因此又被称为白肌。快肌中含有较高水平的肌糖原和乳酸脱氢酶以促进糖酵解方式的能量代谢，所以快肌适于快速收缩的运动，但容易疲劳。

慢肌又名紧张性纤维，其肌原纤维束大小不一，Z线呈锯齿状且微管系统不发达，由于纤维束中肌红蛋白含量较高，肌红蛋白结合氧的能力较强，颜色鲜红，因此也被称为红肌。在慢肌内，含有较高水平的磷酸化酶、细胞色素氧化酶和琥珀酸脱氢酶，对于糖原有氧代谢较为有利，所以慢肌适于缓慢的运动，且耐疲劳。慢肌的主要作用在于维持身体的姿势，当某一区域的肌肉没有运动时，慢肌能够产生足够的张力且在一定时间内保持该区域的姿势稳定。

综合来说，慢肌和快肌的构成差异主要显示在以下几个方面：糖原的含量，肌间脂肪的含量，肌纤维束的大小，抗疲劳能力，收缩的强度，收缩的速度，对有氧或无氧运动的适合性，肌红蛋白含量，糖酵解酶的含量，氧化还原酶的含量，氧化的能力，酵解的能力，线粒体的密度，毛细血管的分布，神经元的形状，主要储备的燃料。其中，慢肌的肌间脂肪含量、毛细血管密度、氧化能力、氧化还原酶含量、线粒体密度、肌红蛋白含量、抗疲劳能力较强，神经元小，有氧运动能力强，主要储备的燃料为甘油三酸酯。快肌中的糖原及糖酵解酶的储量较高、神经元较大，酵解能力、收缩的强度高速度快，适合于无氧运动但易疲劳，主要燃料储备是肌酸和糖原。

参考文献

[1] Sternak M, Khomich T I, Jabukowski A, et al. Nicotinamide *N*-methyltransferase (NNMT) and 1-methylnicotinamide (MNA) in experimental hepatitis induced by concanavalin A in the mouse. Pharmacol Rep, 2010, 62 (3): 483 – 493.

[2] Kim H C C, Mofarrahi M, Vassilakopoulos T, et al. Expression and functional significance of nicotinamide *N*-methyltransferase in skeletal muscle of patients with chronic obstructive pulmonary disease. Am J Respir Crit Care Med, 2010, 81: 797 – 805.

[3] Li F, Chong Z Z, Maiese K. Cell Life versus cell longevity: the mysteries surrounding the NAD$^+$ precursor nicotinamide. Curr Med Chem, 2006, 13 (8): 883 – 895.

[4] Kraus D, Yang Q, Kong D, et al. Nicotinamide *N*-methyltransferase knockdown protects against diet-induced obesity. Nature, 2014, 508: 258 – 262.

[5] Williams A C, Ramsden D B. Nicotinamide homeostasis: a xenobiotic pathway that is key to development and degenerative diseases. Med Hypotheses, 2005, 65 (2): 353 – 362.

［6］ Parsons R B, Aravindan S, Kadampeswaran A, et al. The expression of nicotinamide *N*-methyltransferase increases ATP synthesis and protects SH-SY5Y neuroblastoma cells against the toxicity of Complex I inhibitors. Biochem J, 2011, 436 （1）: 145, 155.

［7］ Li J H. Measurement and analysis of the Chinese elite male swimmers' basal metabolism of nicotinamide using NMR-based metabonomic technique. Adv Meter Res 2011 （301 – 303）: 890 – 894.

［8］ Li J H, Wang Z H. Association between urinary low-molecular-weight metabolites and body mass index. Int J Obes, 2011, 35 （S2）: 554.

［9］ Yao M, Tabuchi H, Nagashima Y, et al. Gene expression analysis of renal carcinoma: adipose differentiation-related protein as a potential diagnostic and prognostic biomarker for clear-cell renal carcinoma. J Pathol, 2005, 205 （3）: 377 – 387.

［10］ Xu J, Hershaman J M. Histone deacetylase inhibitor depsipeptice represses nicotinamide *N*-methyltransferase and hepatocyte nuclear factor-1 beta gene expression in human papillary thyroid cancer cells. Thyroid, 2006, 16 （2）: 151 – 160.

［11］ Sartina D, Santarelli A, Rossi V, et al. Nicotinamide *N*-methyltransferase upregulation inversely correlates with lymph node metastasis in oral squamous cell carcinoma. Mol Med, 2007, 13 （7 – 8）: 415 – 421.

［12］ Tomida M, Ohtake H, Yokota T, et al. Stat3 up-regulates expression of nicotinamide *N*-methyltransferase in human cancer cell. J Cancer Res Clin Oncol, 2008, 134 （5）: 551 – 559.

［13］ Tomida M, Mikami I, Takeuchi S, et al. Serum levels of nicotimanice *N*-methyltransferase in patients with lung cancer. J Cancer Res Clin Oncol, 2009, 135 （9）: 1223 – 1229.

［14］ Kim J, Hong S J, Lim E K, et al. Expression of nicotinamide *N*-methyltransferase in hepatocellular carcinoma is associated with poor prognosis. J Exp Clin Cancer Res, 2009, 28: 20.

［15］ Yu T, Wang Y T, Chen P, et al. Effects of Nicotinamide *N*-methyltransferase on PANC-1 cells proliferation, metastatic potential and survival under metabolic stress. Cell Physiol Biochem, 2015, 35 （2）: 710 – 721.

［16］ Warburg O, Wind F, Negelein E. The metabolism of tumors in the body. J Gen Physiol, 1927, 8 （6）: 519 – 530.

［17］ Mutungi G. The expression of NFATc1 in adult rat skeletal muscle fibres. Exp Physiol Mar, 2008, 93 （3）: 399 – 406.

［18］ Aksoy S, Brandriff B F, et al. Human nicotinamide *N*-methyltransferase gene: molecular cloning, structural characterization and chromosomal location. Genomics, 1995, 29

(3)：555 - 561.

[19] 李达. N-甲基烟酰胺与胰岛素抵抗关系的初步研究. 大连：大连大学，2010.

[20] Souto J C, Blanco-Vaca F, Soria J M, et al. A genomewide exploration suggests a new candidate gene at chromosome 11q23 as the major determinant of plasma homocysteine levels：results from the GAIT project. Am J Hum Genet, 2005, 76 (6)：925 - 933.

[21] 张玲，宫木幸一，村松正明. 烟酰胺 N-甲基化酶基因多态性对血清同型半胱氨酸的影响. 中国全科医学，2008, 11 (11B)：2035 - 2038.

[22] van Driel L M, Smedts H P, Helbing W A, et al. Eight-fold increased risk for congenital heart defects in children carrying the nicotinamide N-methyltransferase polymorphism and exposed to medicines and low nicotinamide. Eur Heart J, 2008, 29 (11)：1424 - 1431.

[23] Giusti B, Saracini C, Bolli P, et al. Genetic analysis of 56 polymorphisms in 17 genes involved in methionine metabolism in patients with abdominal aortic aneurysm. J Med Genet, 2008, 45 (11)：721 - 730.

[24] de Jonge R, Tissing W J, et al. Polymorphisms in folate-related genes and risk of pediatric acute lymphoblastic leukemia. Blood, 2009, 113 (10)：2284 - 2289.

[25] Bubenek S, Nastase A, Niculescu A M, et al. Assessment of gene expression profiles in peripheral occlusive arterial disease. Can J Cardiol, 2012, 28 (6)：712 - 720.

[26] Bromberg A, Levine J, Belmaker R, et al. Hyperhomocysteinemia does not affect global DNA methylation and nicotinamide N-methyltransferase expression in mice. J Psychopharmacol, 2011, 25 (7)：976 - 981.

[27] Yan L, Otterness D M, Weinshilboum R M. Human nicotinamide N-methyltransferase pharmacogenetics：gene sequence analysis and promoter characterization. Pharmacogenetics, 1999, 9 (3)：307 - 316.

[28] Saito S, Iida A, Sekine A, et al. Identification of 197 genetic variations in six human methyltranferase genes in the Japanese population. J Hum Genet, 2001, 46 (9)：529 - 37.

[29] 李江华，范叶飞，刘文锋. 基于核磁共振（NMR）的代谢组学方法应用于运动人体科学研究的魅力与障碍. 中国运动医学杂志，2010, 29 (5)：611 - 614.

[30] Papaccio G, Ammendola E, Pisanti F A. Nicotinamide decreases MHC class Ⅱ but not MHC class I expression and increases intercellular adhesion molecule-1 structures in non-obese diabetic mouse pancreas. J Endocrinol, 1999, 160：389 - 400.

[31] Tam D, Tam M, Maynard K I. Nicotinamide modulates energy utilization and improves functional recovery from ischemia in the in vitro rabbit retina. Ann N Y Acad Sci, 2005, 1053：258 - 268.

［32］李江华，刘承宜，徐晓阳，等．2006多哈亚运会短距离游泳男运动员代谢组学研究．体育科学，2008，28（2）：42－46.

［33］臧坤，刘晓牧，宋恩亮，等．烟酰胺对小鼠肝细胞能量代谢的影响．华北农学报，2009，24（s）：115－118.

［34］Karu T. The science of low-power laser therapy. Amsterdam：Gordon and Breach Science Publishers，1998.

［35］Mayers J R，Iliff B W，Swoap S J. Resveratrol treatment in mice does not elicit the brad-ycardia and hypothermia associated with calorie restriction. Faseb J，2009，23（4）：1032－1040.

［36］Retnakaran R，Youn B S，Liu Y，et al. Correlation of circulating full-length visfatin（PBEF/NAMPT）with metabolic parameters in subjects with and without diabetes：a cross-sectional study. Clinical Endocrinology，2008，69（6）：885－893.

［37］Chłopicki S，Kurdziel M，Sternak M，et al. Single bout of endurance exercise increases NNMT activity in the liver and MNA concentration in plasma：the role of IL-6. Pharmacol Rep，2012，64（2）：369－376.

［38］Chłopicki S，Swies J，Mogielnicki A，et al. 1-Methylnicotinamide（MNA），a primary metabolite of nicotinamide，exerts anti-thrombotic activity mediated by a cyclooxygenase-2/prostacyclin pathway. Br J Pharmacol，2007，152（2）：230－239.

［39］Bartuoe M，Lomnicka M，Kostogrys R B，et al. 1-Methylnicotinamide（MNA）prevents endothelial dysfunction in hypertriglyceridemic and diabetic rats. Pharmacol Rep，2008，60（1）：127－138.

［40］Dahl T B，Yndestad A，Skjelland M，et al. Increased expression of visfatin in macropha-ges of human unstable carotid and coronary atherosclerosis-Possible role in inflammation and plaque destabilization. Circulation，2007，115（8）：972－980.

［41］Liu S W，Qiao S B，Yuan J S，et al. Association of plasma visfatin levels with inflamma-tion，atherosclerosis and acute coronary syndromes，（ACS）in humans. Clinical Endo-crinology，2009，71（2）：202－207.

［42］Daniel Kraus，Qin Yang，Dong Kong. Nicotinamide N-methyltransferase knockdown pro-tects against diet-induced obesity. Nature，2014，29（4）：258－262.

［43］李阳．快和慢骨骼肌差异表达基因的研究．武汉：华中农业大学，2010.

［44］Ansved T，Larsson L. Effects of ageing on enzyme-histochemical，morphometrical and Contractile properites of the soleus muscle in the rat. J Neuro Sci，1989，93（1）：105－124.

［45］Kanematsu A，Ramachandran A，Adam R M. GATA-6 mediates human bladder smooth muscle differentiation：involvement of a novel enhancer element in regulating a-smooth muscle actin gene expression. Am J Physiol Cell Physiol, 2007, 293: C1093 – C1102.

[46] Akimoto T, Pohnert S C, Li P, et al. Exercise stimulates Pgc-la transcription in skeletal muscle through activation of the p38 MAPK pathway. J Biol Chem, 2005, 280: 19587 – 19593.

[47] 朱培闲, 李凯训. 兼受快肌和慢肌神经支配的大鼠慢肌和快肌纤维的肌 – 键接头都没有乙酰胆碱敏感性. 生理学报, 1986, 38 (2): 107 – 114.

[48] 胡华军, 邵健忠, 许正平. α辅肌动蛋白的结构和功能. 中国生物化学与分子生物学报, 2005, 21 (1): 1 – 7.

[49] 王琴, 徐胜春. 骨骼肌的纤维类型及其转变机制. 四川解剖学杂志, 2005, 12 (1): 23 – 25.

第 7 章　烟酰胺代谢与能量代谢及运动能力关系的研究进展

　　烟酰胺又称尼克酰胺，既是人体合成辅酶Ⅰ（NAD$^+$）的前体物质，又是 NAD$^+$ 分解代谢的产物，同时还是几种 NAD$^+$ 消化酶——ADP-核糖基转移酶（ART）、cADP-核糖基合酶（ARS）、ADP-核糖聚合酶（PARP）和依赖 NAD$^+$ 的去乙酰化酶（SIRTs）的抑制剂[1]。研究表明，作为细胞能量代谢所必需的辅酶，NAD$^+$ 不仅以电子受体或氢供体的形式，几乎参与了细胞内包括糖酵解和氧化呼吸链在内的氧化磷酸化的全过程，而且它还是其他数百种酶的辅酶[2]。所以烟酰胺代谢不但在相当大的程度上决定了机体在运动中的能量供应状况[3]，而且直接影响着细胞节律、DNA 修复、氧化应激反应、衰老、癌变和死亡等重大生命过程[1,4]。在对参加多哈亚运会的短距离男子游泳运动员进行的基于核磁共振（NMR）的代谢组学研究中，我们发现水平较高的运动员尿液中烟酰胺的代谢产物 N-甲基烟酰胺（MNA）相对含量明显高于一般的运动员（$P<0.05$）[5-6]，可见烟酰胺代谢与运动员的运动能力直接相关。本章首先对烟酰胺代谢的基本途径进行简单介绍，然后从能量代谢和保护运动员机体的角度分析烟酰胺代谢与运动能力的关系。

7.1　烟酰胺代谢的基本途径

　　烟酰胺可以直接从食物中获取，也可以在机体内由色氨酸、烟酸等合成。人体内的烟酰胺在烟酰胺磷酸核糖转移酶（Nampt）的作用下转变为中间产物烟酰胺腺嘌呤单核苷酸（NMN），然后在烟酰胺腺嘌呤单核苷酸腺苷酰基转移酶（Nmnats）的作用下生成终产物 NAD$^{+[7]}$。然而合成 NAD$^+$ 并不是烟酰胺代谢的最终通路，如图 6-7 所示，NAD$^+$ 在不同酶的催化作用下，通过 3 种途径又重新分解成烟酰胺和 ADP-核糖基：Sirtuins 水解 NAD$^+$ 产生的 ADP-核糖在接受了乙酰化的赖氨酸后形成一个脱乙酰基的蛋白；ART 和 PARP 可以在转移 NAD$^+$ 内的 ADP-核糖基给 PARP 的同时生成烟酰胺；ARS

可以转移 NAD$^+$ 中的 ADP-核糖,同时水解 cADP-核糖[1]。

因此,"烟酰胺—NAD$^+$" 这一转换体系只是解决了 NAD$^+$ 代谢平衡的问题,并没有解决烟酰胺本身的出路。真菌和许多细菌中的烟酰胺可以被用来合成烟酸,然后以其他的形式排出体外,但由于在脊椎动物染色体中编码烟酰胺酶的基因缺乏,因此人类不能利用这种途径[1]。人体内的烟酰胺主要通过烟酰胺 N-甲基转移酶(NNMT)催化,转化成 MNA 后随尿排出,所以人体 NNMT 的活性直接决定了体内多余烟酰胺的清除速率[7]。我们的前期研究显示,烟酰胺的清除速率与优秀游泳运动员的竞技水平密切相关[5-6]。

SIRTs、ART、PARP 和 ARS 都分别存在一个能与其底物和酶的中间产物结合的烟酰胺位点,因此这几种酶都能通过底物间碱基交换被烟酰胺抑制[8-9]。SIRTs 被称为长寿因子,是一种重要的调控酶类,参与染色质沉默、DNA 损伤修复、细胞凋亡、新陈代谢和衰老等细胞生命过程[10-11]。ART 和 PARP 可以转变 NAD$^+$ 生成 NAD$^+$-核糖聚合物(PAR),并在 DNA 损害、后天修饰、转录、染色体分离、程序性细胞死亡中起到重要作用[12]。ARS 是一对胞外酶,常被人们称作 CD38 和 CD157 淋巴细胞抗原[13-14],在细胞信号传递中扮演重要角色。所以烟酰胺不但通过 NAD$^+$ 途径影响着机体的能量代谢状况[15],而且通过对这些 NAD$^+$ 消化酶的作用参与了细胞节律、DNA 修复、氧化应激反应、衰老、癌变和死亡等重大生命过程的调节[1,4],烟酰胺对机体的保护作用可能是优秀运动员耐受高强度训练和比赛的重要条件。

7.2　烟酰胺与能量代谢

7.2.1　烟酰胺在能量代谢中的作用

烟酰胺的主要生理功能是以辅酶 Ⅰ(NAD$^+$)或辅酶 Ⅱ(NADP$^+$)的形式在人体中担当电子受体或氢供体的作用,几乎参与了细胞内生物氧化还原的全过程,因此烟酰胺对机体的能量代谢过程具有明显的调控作用。研究表明,一定浓度范围内的烟酰胺具有促进肝细胞能量代谢的作用[16],并且可以在体外促进红细胞 NADH 生成增加,导致 NAD$^+$/NADH 比值降低[7]。NADH 是 NAD$^+$ 的还原形式,它们的比值可以表征细胞的氧化还原电位[17],也决定了 Sirtuins 的水平[18]。研究表明,NAD$^+$/NADH 这一氧化还原对在机体能量代谢调节中起着核心作用。通过对代谢过程中几种重要的催化酶如丙酮酸脱氢酶系、柠檬酸脱氢酶等进行调节，这一氧化还原对可以对机体的有氧和无氧代谢进行调控。在运动过程中，NAD^+/NADH 与肌纤维募集、线粒体呼吸及乳酸的产生都有着密切关系。另外，NAD^+/NADH 对生物合成代谢也具有调节作用，它们直接或间接地调节糖原合成、糖异生及脂肪酸合成等生物合成过程[3]。至于 SIRTs 水平与运动的关系，目前相关的研究还刚刚起步，所报道的结果也不完全一致。Lagouge 等[19]报道，激活 Sirtuin1 可以显著提高高脂饮食小鼠的有氧能力和对运动疲劳的耐受能力。Mayers 等[20]报道，长期补充白藜芦醇激活 Sirtuin1 会降低遗传性 ob/ob 肥胖小鼠的耐力。因此，无论从哪个角度来看，烟酰胺代谢都与机体的能量代谢、运动能力关系十分密切。

7.2.2　烟酰胺与糖代谢

烟酰胺是葡萄糖耐量因子的重要组成成分。葡萄糖耐量因子具有增强细胞对胰岛素敏感性的生理效应，并具有促进细胞对糖的吸收和利用的生理功能。许多研究显示，烟酰胺具有调节胰岛素分泌和机体利用糖供能的生理效应[21-22]。Tam 等曾报道[23]，补充烟酰胺能显著提高血糖的利用，防止过度的乳酸产生和改善机体的电生理能力。李达报道[7]，烟酰胺的代谢产物 NMA 呈剂量依赖性促进大鼠血糖明显增高，胰岛素释放增加。

大部分体育竞技项目对机体的能量代谢效率，尤其是糖氧化供能能力具有高度的依赖性。特别是竞速类项目，无论是刚开始时的加速，还是最后阶段的冲刺，糖酵解都是决定性的能量供应途径；即使是比赛中途，糖有氧氧化供能的效率也比脂肪和蛋白质高得多。我们在前期研究中发现水平较高的游泳运动员晨尿中 MNA 的相对含量明显高于一般的运动员（$P < 0.05$）[5-6]，说明这些选手烟酰胺的基础代谢率更高，这是否意味着他们有着更高效的能量产生机制，或者是糖代谢供能的能力，还有待于进一步研究。

7.3　烟酰胺对运动员的保护作用

相关报道表明，烟酰胺不但与能量代谢有关，它还通过调控线粒体膜电位、细胞色素 C 的释放，以及 PARPs、ART、ARS、Sirtuins 等多种酶的活性，参与了细胞增殖、神经形成、DNA 修复、氧化应激反应、衰老、癌变和死亡等重大生命过程[4]。一分耕耘，一分收获，运动员出色的竞技水平离不开科学的训练和不懈的努力。统计数据表明，要在国际赛场上取得优异的成绩，运动员大约需要进行 10 年的艰苦训练[24]，并经历各种残酷的比赛。烟酰胺对 DNA 的修复及其所具有的保护神经系统、心血管系统及抗氧化应激的作用可能是优秀运动员耐受高强度训练和比赛的必要条件之一。

7.3.1　烟酰胺与 DNA 修复

作为 NAD^+ 的前体与 $PARP_1$ 的抑制剂，烟酰胺在 DNA 修复中扮演了重要的角色。$PARP_1$ 是一种核酶，它能检测到 DNA 序列的各种损伤，并与核苷酸单链或双链中的缺口结合，然后利用 NAD^+ 做底物，生成 ADP-核糖和烟酰胺（图 6-7），随后通过一系列的酶促反应，在核受体蛋白上形成 ADP-核糖多聚体链。这一聚合反应最终会引起 DNA 序列缺口部位附近结构蛋白的变化，诱发复杂的 DNA 修复反应[25]。另外，$PARP_1$ 还与染色体的完整性保持有关。$PARP_1$ 基因敲除小鼠对离子化辐射和烷化剂的敏感性激增，先天性 $PARP_1$ 缺失小鼠对亚硝胺诱导的癌肿反应极为敏感，并且出现明显的端粒缩短、染色体碎片增加的现象[25]。烟酰胺一方面通过合成 NAD^+ 为 $PARP_1$ 提供了底物，另一方面又能对 $PARP_1$ 的活性进行调节，因此在保证基因表达正确进行和保持遗传性质的稳定性方面发挥着重要的作用[26-27]。

7.3.2　烟酰胺对心脑血管系统的保护及抗氧化应激作用

Galarreta 等报道[28]，烟酰胺对中枢及交感神经系统有维护作用，烟酰胺缺乏常常会导致神经损害和精神紊乱，同时，烟酰胺可使血管扩张、降低血浆胆固醇和脂肪，起到保护心血管的作用。Kamat 等[29]曾经报道过，烟酰胺能抑制蛋白质氧化和脂质过氧化。Crowley 等[30]报道，烟酰胺能抵抗各种氧化应激所诱导的细胞凋亡。可见，烟酰胺具有明显的抗氧化应激能力[31-32]，而氧化应激反应是运动性疲劳和损伤产生的重要因素之一。

7.4　小结与展望

随着对 NAD^+ 及其相关酶研究的深入，目前对于烟酰胺的功能正处于一个新的认识阶段，有关烟酰胺代谢的研究也已日渐成为当前生命科学的又一热点。研究表明，烟酰胺代谢不但在相当大程度上决定了机体在运动中的能量供应状况，而且直接影响着细胞节律、DNA 修复、氧化应激反应、衰老、癌变和死亡等重大生命过程。从能量代谢及其对运动员的保护作用的角度分析，烟酰胺代谢与运动能力关系密切，但是这方面的研究目前还相当缺乏。运动人体科学领域加强对烟酰胺代谢的研究，或许可以为运动选材、训练监控、运动健身提供新的视角与方法。

参考文献

［1］ 李达，伦永志，周士胜. NAD$^+$/NADH 代谢机制研究进展. 生物技术通讯，2010，21（1）：98 – 102.

［2］ Okamoto H, Ishikawa A, Yoshitake Y, et al. Diurnal variations in human urinary excretion of nicotinamide catabolites: effects of stress on the metabolism of nicotinamide. Am J Clin Nutr 2003, 77（2）：406 – 410.

［3］ 冯连世，杨奎生. 辅酶 I（NAD$^+$-NADH）与运动能力. 山东体育科技，1992，2：35 – 40.

［4］ Li F, Chong Z Z, Maiese K. Cell Life versus cell longevity: the mysteries surrounding the NAD$^+$ precursor nicotinamide. Curr Med Chem, 2006, 13（8）：883 – 895.

［5］ 李江华. 优秀男游泳运动员代谢组学研究与兼项制胜趋势研究. 广州：华南师范大学，2009.

［6］ 李江华，刘承宜，徐晓阳，等. 2006 多哈亚运会短距离游泳男运动员志愿者代谢组学研究. 体育科学，2008，28（2）：42 – 46.

［7］ 李达. *N*-甲基烟酰胺与胰岛素抵抗关系的初步研究. 大连：大连大学，2010.

［8］ Sauve A A, Munshi C, Lee H C, et al. The reaction mechanism for CD38: a single intermediate is responsible for cyclization, hydrolysis, and base-exchange chemistries. Biochemistry, 1998, 37（38）：13239 – 13249.

［9］ Sauve A A, Moir R D, Schramm V L, et al. Chemical activation of Sir2-dependent silencing by relief of nicotinamide inhibition. Mol Cell, 2005, 17（4）：595 – 601.

［10］ Garten A, Petzold S, Schuster S, et al. Nampt and its potential role in inflammation and type 2 diabetes. Handb Exp Pharmacol, 2011, 1900：147 – 164.

［11］ Nakagawa T, Guarente L. Sirtuins at a glance. J Cell Sci, 2011, 124（Pt 6）：833 – 838.

［12］ Schreiber V, Dantzer F, Ame J C, et al. Poly（ADP-ribose）: novel functions for an old molecule. Nat Rev Mol Cell Biol, 2006, 7（7）：517 – 528.

［13］ Olgun A. Converting NADH to NAD$^+$ by nicotinamide nucleotide transhydrogenase as a novel strategy against mitochondrial pathologies during aging. Biogerontology, 2009, 10

(4)：531 – 534.

[14] Howard M, Grimaldi J C, Bazan J F, et al. Formation and hydrolysis of cyclic ADP-ribose catalyzed by lymphocyte antigen CD38. Science, 1993, 262 (5136): 1056 – 1059.

[15] Yu F X, Dai R P, Goh S R, et al. Logic of a mammalian metabolic cycle: an oscillated NAD$^+$/NADH redox signaling regulates coordinated histone expression and Sphase progression. Cell Cycle, 2009, 8 (5): 773 – 779.

[16] 臧坤，刘晓牧，宋恩亮，等. 烟酰胺对小鼠肝细胞能量代谢的影响. 华北农学报，2009, 24 (s): 115 – 118.

[17] Karu T. The science of low-power laser therapy. Amsterdam: Gordon and Breach Science Publishers, 1998.

[18] Lavu S, Boss O, Elliott P J, et al. Sirtuins-novel therapeutic targets to treat age-associated diseases. Nat Rev Drug Discov, 2008, 7 (10): 841 – 853.

[19] Lagouge M, Argmann C, Gerhart-Hines Z, et al. Resveratrol improves mitochondrial function and protects against metabolic disease by activating SIRT1 and PGC-1alpha. Cell, 2006, 127 (6): 1109 – 1122.

[20] Mayers J R, Iliff B W, Swoap S J. Resveratrol treatment in mice does not elicit the bradycardia and hypothermia associated with calorie restriction. Faseb J, 2009, 23 (4): 1032 – 1040.

[21] Papaccio G, Ammendola E, Pisanti F A. Nicotinamide decreases MHC class II but not MHC class I expression and increases intercellular adhesion molecule-1 structures in non-obese diabetic mouse pancreas. J Endocrinol, 1999, 160: 389 – 400.

[22] Polo V, Saibene A, Portiroli A E. Nicotinamide improves insulin secretion and metabolic control in lean type 2 diabetic patients with secondary failure to sulphonylureas. Acta Diabetol, 1998, 35: 61 – 64.

[23] Tam D, Tam M, Maynard K I. Nicotinamide modulates energy utilization and improves functional recovery from ischemia in the in vitro rabbit retina. Ann N Y Acad Sci, 2005, 1053: 258 – 268.

[24] Helsen W F, Starkes J L, Hodges N J. Team sports and the theory of deliberate practice. J Sport Exerc Psychol, 1998, 20 (5): 12 – 34.

[25] Surjana D, Halliday G M, Damian D L. Role of nicotinamide in DNA damage, mutagenesis, and DNA repair. J Nucleic Acids, 2010, 2010: 1 – 13.

[26] Osley M A, Tsukuda T, Nickoloff J A. ATP-dependent chromatin remodeling factors and DNA damage repair. Mutat Res, 2007, 618 (1 – 2): 65 – 80.

[27] Li F, Chong Z Z, Maiese K. Cell life versus cell longevity: the mysteries surrounding the

NAD + precursor nicotinamide. Curr Med Chem, 2006, 13（8）: 883 – 895.

[28] Galarreta M, Solis J M, Menendez N, et al. Nicotinamide adenine dinucleotides mimic adenosine inhibition on synaptic transmission by decreasing glutamate release in rat hippocampal slices. Neurosci Lett, 1993, 159: 55 – 58.

[29] Kamat J P, Devasagayam T P. Nicotinamide（vitamin B3）as an effective antioxidant against oxidative damage in rat brain mitochondria. Redox Rep, 1999, 4: 179 – 184.

[30] Crowley C L, Payne C M, Bernstein H, et al. The NAD^+ precursors, nicotinic acid and nicotinamide protect cells against apoptosis induced by a multiple stress inducer, deoxycholate. Cell Death Differ, 2000, 33（7）: 314 – 326.

[31] Ma Y, Chen H, Xia W, et al. Oxidative stress and PARP activation mediate the NADH-induced decrease in glioma cell survival. Int J Physiol Pathophysiol Pharmacol, 2011, 3（1）: 21 – 28.

[32] Masihzadeh O, Ammar D A, Lei T C, et al. Real-time measurements of nicotinamide adenine dinucleotide in live human trabecular meshwork cells: Effects of acute oxidative stress. Exp Eye Res, 2011, 93（3）: 316 – 320.